F. von Recklinghausen

Die Lymphgefäße und ihre Beziehung zum Bindegewebe

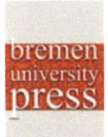

bremen
university
press

F. von Recklinghausen

Die Lymphgefäße und ihre Beziehung zum Bindegewebe

ISBN/EAN: 9783955621575

Auflage: 1

Erscheinungsjahr: 2013

Erscheinungsort: Bremen, Deutschland

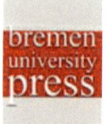

Die Lymphgefässe

und

ihre Beziehung zum Bindegewebe.

Von

Dr. F. v. Recklinghausen,

Erstem Assistenten des pathologischen Instituts zu Berlin.

Mit 6 lithographischen Tafeln und 7 Abbildungen in Holzschnitt.

Berlin, 1862.

Verlag von August Hirschwald.

68 unter den Linden (Ecke der Schadowstrasse).

Herrn Professor

Rudolph Virchow

aus innigster Dankbarkeit und Verehrung

gewidmet

vom Verfasser.

Einleitung.

Dem Bindegewebe mit seinen Elementen ist durch die bekannten Forschungen Virchow's eine so bedeutende Rolle bei der Ernährung der thierischen Gewebe zugewiesen worden, dass ein weiteres Studium seiner Eigenschaften und Beziehungen zu den übrigen Körperbestandtheilen im Interesse der Physiologie, wie der Pathologie gewiss berechtigt erscheinen musste, um so mehr, als theils modificirte, theils neue Untersuchungsmethoden weitere Aufschlüsse hoffen liessen. Mein Hauptaugenmerk richtete sich dabei auf die Frage: in welchem Verhältniss stehn die Virchow'schen Bindegewebskörperchen zu dem Blut- und Lymphgefässsystem?

Methoden.

1. Injektionen.

Zu meinen Injectionen habe ich theils die üblichen Leimmassen benutzt, theils auch weniger gebrauchte Methoden in Anwendung gezogen. In den meisten Fällen war es mir unbedingt geboten, jede Durchtränkung der Gewebe ausserhalb der injicirten Kanäle auf das Sorgfältigste zu vermeiden. Ich habe daher fast nur ungelöste Substanzen als färbendes Material gebraucht. Da es ferner bei einem grossen Theil der mich beschäftigenden Fragen weniger darauf ankam, eine möglichst kontinuirliche Injection zu erhalten, vielmehr die Hauptaufgabe darin bestand, selbst äusserst feine Oeffnungen noch zu passiren, so benutzte ich anfangs als Menstruum meist einfaches Wasser; erst nachdem ich bei den Hornhautinjektionen (s. unten) die starke Imbibition der umgebenden Substanz, welche gerade dem Eindringen in feine Kanäle ein ausserordentliches Hinderniss entgegensetzt, kennen gelernt hatte, zog ich Oel als Suspensionsmittel vor und zwar meist Leinöl, um durch nachträgliche Erhärtung eine Verrückung des Injektionsmaterials innerhalb der gefüllten Kanäle zu verhindern. Auch bei Anwendung durch Zucker oder Leim koncentrirter wässriger Flüssigkeiten trat, sobald der Druck nur eine mässige Höhe erreichte und einige Zeit dauerte, jene starke Durchtränkung in einem solchen Grade ein, dass ganz feine Kanälchen unzugänglich werden mussten. Die-

ser Umstand machte sich in den hier vorliegenden Fällen ganz besonders geltend, da die Verbindung der feinsten Kanäle mit den grösseren gewöhnlich ungünstig,
jedenfalls weit ungünstiger war als diejenige, welche der
allmählige Uebergang von Arterien und Venen in Kapillaren herstellt. Auf die Eigenschaft öliger Massen, die
umgebenden Gewebe möglichst unverändert zu lassen,
glaube ich ein grosses Gewicht legen und in ihr einen
besonderen Vortheil der bekannten Lauth-Weber'-
schen Injektionsmasse (Leinöl, Terpenthin und Bleiweiss)
finden zu müssen.

Um nun auch die färbenden Partikelchen in mög-
lichster Feinheit anzuwenden, habe ich verschiedene Substanzen versucht. Chinesische Tusche zeigt schon eine
ausserordentliche Feinheit, doch war sie bei den Frosch-
präparaten häufig nicht anwendbar, weil sie von den vorhanden Pigmenten nicht hinreichend unterschieden werden kann. Im Wasser frisch gefälltes Berliner Blau ist
noch feiner, ausserdem sehr intensiv gefärbt, doch legen
sich die feinsten Körnchen rasch zu grösseren Klumpen
zusammen, so das die frische Bereitung stets zu empfehlen ist. Auf der andern Seite liegt aber in diesem Umstande in so fern ein besonderer Vortheil, als die zu-
sammengeklumpte Masse den Kanalwänden rasch adhärirt
und daher nach der Sistirung des Injektionsdruckes auch
aus grösseren Räumen nicht wieder vollständig ausläuft;
ja nach der Erhärtung in Spiritus haftet die Masse so
fest, dass solche Präparate sich sogar zu Schnitten eignen.
Berliner Blau besitzt aber einen grossen Nachtheil in dem
Umstande, dass die in Glycerin aufbewahrten Präparate
nach einiger Zeit die Farbe verlieren; wahrscheinlich
beruht dieses auf dem Auftreten einer Alkalescenz, da
ich die Färbung durch Essigsäure stets wieder hervorrufen konnte. Diese Zersetzlichkeit fehlt einer an-

1*

dern eben so feinen, nur erheblich theuren Farbe, nämlich dem sogenannten schwedischen Kobaltblau, welches
ich sowohl mit Wasser, als mit Oel äusserst fein zerrie-
ben von dem hiesigen Farbenfabrikanten Herrn Apo-
theker Schmidt (Zimmerstrasse No. 37) bezog. Fein
zerriebene Karminsäure, ebenso frisch gefälltes chrom-
saures Bleioxyd kam wegen geringerer Feinheit weniger
zur Verwendung, als die erwähnten Substanzen. Dagegen habe ich Kremserweiss bei Oelinjektionen öfter
benutzt, da die Bleifarben sich bekanntlich durch die
rasche Erhärtung auszeichnen.

2. Die Imprägnation der Gewebe mit einer Lösung von sal- petersaurem Silberoxyd.

His[1]) hatte bereits die Beobachtung mitgetheilt, dass
Höllensteinätzungen lebender Hornhäute unter gewissen
Umständen einen körnigen Silberniederschlag innerhalb
der Hornhautkörperchen hervorrufen, während die Grundsubstanz nur eine leichte bräunliche Färbung zeigt. In
einer vorläufigen Mittheilung[2]) habe ich alsdann vorge-
schlagen, die durch Licht sich färbenden Niederschläge
des salpetersauren Silberoxyds zum Nachweis mikroskopi-
scher Kanälchen zu benutzen. Ich hatte nämlich gefunden, dass ein körniger schwarzer Niederschlag von
Silber sich in dem flüssigen, an fällbarem Material reichen Inhalt von Kanälchen bildete, während festere Grund-
substanzen entweder farblos blieben oder eine so feine
Vertheilung des Präcipitates darboten, dass bei den
üblichen Vergrösserungen nur eine Färbung resultirte.

---

[1]) Wilh. His. Beiträge zur normalen und patholog. Histologie
der Cornea. Basel 1856 s. 67.
[2]) Virchow's Archiv. Bd. 19. S. 451.

Eine weitere Notiz von His[1]) ergab hierauf, dass er sich
seit seiner Beobachtung ebenfalls mit der Einwirkung
der Silberlösung auf thierische Gewebe (zunächst auf die
Hornhaut) beschäftigt hatte und nach seinen Resultaten
eine extra- und eine intracelluläre Ablagerung
der Silberkörnchen unterscheiden konnte; jene wurde
beim Betupfen frischer Hornhäute mit concentrirten, diese
bei Anwendung von diluirten Lösungen erhalten. Gleichzeitig machte His darauf aufmerksam, dass nach der Dissertation von M. C. A. Flinzer[2]) Coccius schon 1854 beide
Wirkungsarten erkannt hatte. Meine seitdem fortgesetzten Versuche haben nun allerdings die Methode noch
nicht zu einer vollständig exakten erhoben, jedenfalls
aber einen grossen Theil meiner Erwartungen nicht un-
erfüllt gelassen.

Wir wollen hier die Resultate der Silberapplikation
auf die verschiedenen Gewebe kurz durchgehen und werden dabei Gelegenheit finden, das methodisch Verwerth-
bare besonders hervorzuheben.

a) Epithelien.

Bei den Epithelien aller untersuchter Regionen des
thierischen Körpers treten nach geringer Einwirkung des
Silbers die Gränzlinien äusserst scharf hervor. Bei ge-
nauerer Untersuchung erkennt man, dass der Silberniederschlag in diesen Fällen nicht etwa in den Zellmem-
branen, sondern zwischen den einzelnen Zellen, wahrscheinlich
innerhalb einer Kittsubstanz auftritt, denn einerseits sind
die beiden Ränder einer solchen fast schwarz gefärbten,
zuweilen hie und da unterbrochenen Silberlinie äusserst

---

[1]) Virchow's Archiv. Bd. 20. S. 207.
[2]) Flinzer De argenti nitrici usu et effectu praesertim in ocu-
lorum morbis sanandis. Lipsiae 1854.

scharf, andererseits setzen sich bei geschichteten Epithelien diese Niederschläge durch die einzelnen Schichten
fort, oft ohne dass die darin befindlichen Zellen irgend
eine Färbung angenommen haben. Die Zellen selbst bleiben
bei schwacher Wirkung ganz farblos, ihre Kerne besonders nach Applikation von Karminlösung noch erkenn-
bar. War aber die Wirkung intensiver, so tritt eine Färbung der Zellen ein, welche vom Rande derselben nach
dem Centrum abnimmt, anfangs den Kern noch als farblosen Fleck erkennen lässt, später aber auch diesen über-
zieht und unkenntlich macht. Selten tritt das umgekehrte
Verhältniss ein, stärkere Färbung des Kerns als des Zelleninhalts. Immer wird die Abgränzung des Kerns un-
deutlicher, als sie ohne Silberapplikation besonders nach
Essigsäurezusatz zu sein pflegt. — Diese Eigenschaften
machen die Silberimprägnation in schwacher Einwirkung
sehr empfehlenswerth, wenn man die Gränzlinien von
Epithelzellen möglichst scharf hervortreten lassen will,
auf diese Weise wird an vielen Geweben, wo die Isolation
der Epithelialzellen nicht herzustellen, der Nachweis er-
möglicht.

b) Die Bindesubstanzen.

Beim Bindegewebe lassen sich sehr verschiedene Arten
der Silberwirkung selbst bei Anwendung diluirter Lösungen
hervorrufen. Hauptsächlich sind aber zwei hervorzuheben,
welche im Wesentlichen mit den auch von Coccius und
His erwähnten übereinstimmen. Entweder färbt sich nämlich
nur die Grundsubstanz gelb bis dunkelbraun, so dass die
Kanäle innerhalb des Bindegewebes äusserst scharf abge-
gränzt, vollständig farblos bleiben, daher bis in die feinsten Ausläufer leicht zu verfolgen sind und selbst bei
schwacher Vergrösserung schon sehr deutlich demonstrirt
werden können; oder es entsteht ein deutlich körniger,

intensiv dunkel, gewöhnlich schwarz gefärbter Niederschlag im Innern der Kanälchen, während die Grundsubstanz diffus gefärbt, ja sogar farblos sein kann; diese
schwarzen Körnchen setzen sich oft bis in die feinsten
Ausläufer fort und heben dieselben deutlich hervor. In
andern Fällen tritt dagegen eine solche Differenzirung
zwischen Kanälchen und Grundsubstanz nicht hervor, es
entsteht eine durch und durch gefärbte braune Masse, in
welcher nach Essigsäurezusatz gewöhnlich die Kerne am
intensivsten gefärbt hervortreten. Es kommt aber auch
namentlich an Schleimhäuten vor, dass sich die Kerne
ganz allein färben. Ferner kann die erwähnte Färbung
der Grundsubstanz ersetzt werden durch einen körnigen
Niederschlag, welcher alsdann die Gränzlinien der Kanäle
nur sehr mangelhaft hervortreten lässt. In diesem Falle
können besonders an den Rändern der Wirkungszone die
Körnchen sich auf die unmittelbare Nachbarschaft der
Kanälchen beschränken, wie His bereits ebenfalls beobachtet hat. — Nur die beiden zuerst erwähnten Wirkungsarten scheinen mir methodisch verwerthbar und zwar die
erste, im Fall man die Gränzlinien der Kanäle zur Verfolgung derselben hervorheben will, die zweite, wenn die
Hohlheit der angefüllten Gebilde zu demonstriren ist. Im
letzteren Falle kann natürlich die körnige Beschaffenheit
des Niederschlages nur ein Hilfsmittel zum Beweise
liefern, letzterer wird erst vollständig, wenn nachgewiesen wird, dass die Körnchen durch mechanische Einwir-
kungen sich nur in bestimmten Richtungen fortbewegen
lassen.

Beim Knorpel lassen sich ganz ähnliche Resultate
erzielen, auch hier ist der schärfste Gegensatz zwischen
Grundsubstanz und den Knorpelhöhlen herbeizuführen,
die Verhältnisse liegen aber beim Knorpel an und für
sich so klar, dass die Silberapplikation zur Differenzirung

der einzelnen Bestandtheile von geringem Werth sein
dürfte.

Feuchter Knochen, mit Silberlösung selbst schwach
behandelt, wird so undurchsichtig, dass die Knochenkörperchen ganz verdeckt werden. Wahrscheinlich beruht diese
meist ganz schwarz Färbung zum grössten Theil auf
einer Zersetzung des gebildeten phosphorsauren Silberoxyds.

c) Muskeln und Nerven.

Quergestreifte Muskelfasern färben sich nach meinen
spärlichen Erfahrungen entweder nur diffus oder lassen
einen körnigen Niederschlag auftreten, eine besondere
Differenzirung im Innern habe ich bis jetzt nicht gesehn.

Glatte Muskelfasern zeigen erst bei starker Wirkung
eine Färbung der einzelnen Elemente, lassen dagegen
schon bei schwacher eben so wie die Epithelien die
Gränzlinien auf das Allerschärfste hervortreten, auch hier
wahrscheinlich durch einen Niederschlag innerhalb der Kittsubstanz. Dieser Umstand ist für den Nachweis glatter
Muskelfasern sehr zu verwerthen, da die einzelnen Elemente gewöhnlich einander parallel zu Bündeln oder gar
Membranen ausgespannt sind, und daher mittels des Sil-
berniederschlags aus fast parallelen Strichen zusammen-
gesetzte Zeichnungen hervortreten, wie sie Fig. 1. Taf. 1.
darbietet.

Die Nervenfasern selbst nehmen schwer eine Färbung durch Silber an, in den feinsten Stämmchen tritt
eine ähnliche feine Streifung durch einen Niederschlag
zwischen den Primitivröhren hervor, wie bei den glatten
Muskelfasern; die Verästelungen der Nervenstämmchen,
die Zuspitzung jeder einzelnen glatten Muskelfaser lassen
die Verwechslung beider vermeiden.

d) Blut- und Lymphgefässe.

Die bei dem Bindegewebe kennen gelernte Differenzirung der eingeschlossenen Kanäle zeigt sich namentlich auch an den Gefässen. Bleiben dieselben nun bei der zuerst erwähnten Wirkungsart farblos, so tritt doch auch hierbei das Epithel in ihnen mit der grössten Deutlichkeit hervor; es markirt sich am besten, wenn wie gewöhnlich nur die Kittsubstanz zwischen den einzelnen Epithelzellen Silberreaktion zeigt, letztere selbst farblos sind und die Kerne noch erkennen lassen. Da an den kleinen Arterien die Media dichtgedrängte, glatte Muskelfasern besitzt, so entsteht an ihnen durch die Silberimprägnation ein quergebändertes Ansehn, welches zugleich die Epithelien grösstentheils verdeckt. In den kleinen Venen und Lymphgefässen treten dagegen nur die Figuren der Epithelzellen hervor und zwar gewöhnlich mit solcher Deutlichkeit, dass sie gleich der besten Injektion gestatten, den Verlauf der Gefässe zu konstatiren. Schwierig ist nur im konkreten Fall die Frage, ob eine Vene, ob ein Lymphgefäss vorliegt. Die Unterscheidung ist durch folgende Momente möglich. Nach den übereinstimmenden Resultaten aller Autoren zeichnen sich die Lymphgefässe, soweit sie bekannt sind, überall vor den Blutgefässen aus durch die Ausbuchtungen, durch den kurvenartigen, selten geradlinigen Verlauf der Wand. Selbst an kleineren Aesten können diese Buckel, resp. die Einschnürungen anerkanntermaassen noch so erheblich sein, dass dadurch ventilartige Vorrichtungen entstehen. Aber auch die feinsten bis jetzt injicirten Lymphgefässe zeigen noch den geschlängelten Verlauf der Gränzlinien, wenigstens sind Lymphgefässenden, an welchen sie mangelten, bis jetzt nicht nachgewiesen worden. Man betrachte

in dieser Beziehung die zahlreichen Teichmann'schen
Zeichnungen, welche von Säugethieren entnommen sind,
und die auf den Tafeln des vorliegenden Werkes gegebenen Abbildungen vom Frosch. Zum fernern Beleg möge
man noch in dem Präparat der Muscularis des Frosch-
darms, welches Fig. 1 Taf. I. wiedergiebt, die beiden
Netze B und L mit einander vergleichen. Hier sind
die Blutgefässe B selbst jetzt noch nach jahrelanger
Aufbewahrung an dem bräunlichen, blutigen Inhalt
von den farblosen Lymphgefässen L überall wohl
zu unterscheiden; nirgends eine Stelle, welche eine Kommunikation beider Netze vermuthen liesse. Karakte-
ristisch für die Lymphgefässe sind besonders die Knotenpunkte; während sie nämlich bei den Blutgefässen fast
nur begrenzt werden von Kurven, deren Konvexität nach

Fig. I.   Fig. II.

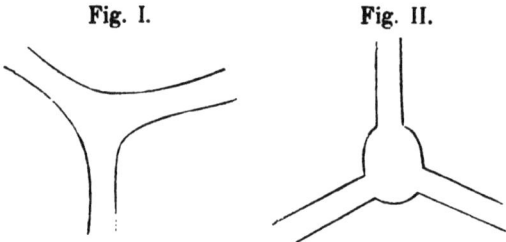

dem Centrum des Knoten sieht Fig. I., wenden diese gekrümm-
ten Konturen an den Lymphgefässen die Konvexität grösstentheils nach aussen. Fig. II. Anfänglich vermisste ich
diese Buckel an Stämmen, welche ich glaubte für Lymphgefässe halten zu müssen, so an der Hornhaut und der
Dura, jedoch eine weitere Untersuchung ergab, dass ich
dort Nerven, hier nur Venen vor mir hatte. Ich glaube
daher gegenwärtig ganz allgemein behaupten zu dürfen,
dass jene Buckel ein differentielles Merk-

mal zwischen Lymphgefässen und Venen ab-
geben und somit nach der Silberbehandlung eine Unterscheidung beider ermöglichen.

Die Wandungen der Blutgefässkapillaren färben sich
relativ leicht, häufig treten dabei die Kerne viel stärker
hervor. Sind die Kapillaren noch mit Flüssigkeit gefüllt,
so entsteht in dem Lumen gewöhnlich ein dicker schwarzer
Niederschlag. Beide Wirkungsarten können in sehr be-
quemer Manier Präparate ergeben, welche in gewissen
Fällen, wo die üblichen Injektionen mit grosser Schwierigkeit verbunden sind, diese ersetzen können.

Was nun die Applikation der Silberlösung selbst be-
trifft, so muss ich gleich hier bemerken, dass ich trotz
vieler Versuche leider nicht im Stande war, scharfe Normen
aufzufinden, um mit Sicherheit diese oder jene Wirkungsart zu produciren. Ich kann gegenwärtig nur empfehlen,
möglichst schwache Lösungen (1 Theil Silbersalz auf
400—800 Theile Wasser) anzuwenden, ferner die einzu-
tauchenden Substanzen entweder vom ganz frischen oder
höchstens 24 Stunden alten Leichnam zu entnehmen.
Wichtig scheint es dabei, die thierischen Theile möglichst
wenig zu verletzen, und in dem Feuchtigkeitszustande
mit der Silberlösung zu behandeln, in welchem sie im
Körper existiren. Befolgt man diese Vorschriften, so erhält man beim Bindegewebe gewöhnlich die erste Wirkungsart (gefärbte Grundsubstanz, farblose Kanäle). Will
man eine Füllung der Kanäle mit einem Niederschlag,
zweite Wirkungsart, erzielen, so kann man die Präparate
nach einem prolongirten Aufenthalte in der Silberlösung
in ganz verdünnte Salzsäure oder Kochsalzlösung tauchen.

Die Dauer der Einwirkung des Silbers ist nach der

Beschaffenheit der zu behandelnden Theile verschieden;
liegen die Schichten, auf welche man sein Augenmerk
richtet, in der Tiefe, so ist eine längere Applikation einer
stärkeren Lösung erforderlich, doch ist wohl zu berücksichtigen, dass das Silbersalz immer nur in die relativ
oberflächlichen Schichten eindringt selbst nach vierund-
zwanzigstündiger Imprägnation; man darf nicht erwarten,
durch einen langen Kontakt eine Reaktion in der Tiefe
hervorzurufen. — Ob die Einwirkung genügend, ist gewöhnlich schwer zu erkennen, eine deutliche, weisse Trübung bedeutet meist eine hinlängliche Dauer.

Nach der Behandlung mit Silber pflege ich die Theile
mit Brunnenwasser auszuwaschen, um das nicht gefällte
Silbersalz zu entfernen und dadurch ein späteres Nach-
dunkeln der Präparate zu verhüten. Ist die Färbung zu
stark geworden, so kann man sie zwar durch eine Lösung von unterschwefligsaurem Natron vermindern, doch
habe ich selten dadurch brauchbare Präparate bekommen.

Man wird es mir erlassen, hier die verschiedenen
Experimente aufzuzählen, welche ich einerseits zur Fixirung
der Regeln, andererseits zur Erforschung der Ursachen
und Bedingungen der einzelnen Wirkungsarten angestellt
habe, ich bin leider auch in Bezug auf letzteres zu keinem
befriedigenden Resultate gelangt. Nur das glaube ich anführen zu müssen, dass nach meinen Erfahrungen die
beiden Arten der Wirkung beim Bindegewebe nicht, wie
His anzunehmen scheint, einfach von der Concentration
der Lösung abhängen. Zuweilen habe ich beide in den
verschiedenen Schichten eines und desselben Präparates
(Konjunktiva) wahrgenommen, allerdings gewöhnlich die
erste Wirkungsart in den oberen, die zweite in den tieferen
Schichten, wie es den His'schen Erfahrungen entsprechen
würde. Erst umfänglichere Versuchsreihen werden die
Fragen lösen, welche die obigen Erscheinungen anregen,

alsdann aber gewiss sehr wichtige Schlüsse über die os-
motischen Vorgänge in den Geweben gestatten.

Muss ich nun schon den mangelhaften Erfolg meiner
Experimente in dieser Richtung bedauern, so kann ich
schliesslich noch einen Vorwurf nicht unterdrücken, welcher
der Silberimprägnation zu machen ist. Es treten nämlich
ganz verschiedene Wirkungsarten nicht nur an verschiedenen
Präparaten, sondern noch viel unangenehmer an einem
und demselben hervor, selbst in Fällen, wo man sich be-
mühte, alle Theile unter ganz gleiche äussere Bedingungen
zu bringen. So zeigten meine zahlreichen Präparate vom
Zwerchfell eine stete Abwechslung von Stellen mit ganz
diffuser Färbung und solchen, wo die Kanäle in der schönsten
Weise hervortraten. Dieser der Verfolgung der einzelnen
Theile so äusserst hinderliche Umstand, der zum Theil
wenigstens in Faltungen der eingetauchten Membran seine
Begründung fand, wird begreiflich, wenn man die enorme Em-
pfindlichkeit unserer Reaktion bedenkt. Vielleicht berechtigt
gerade diese Eigenschaft noch zu besonderen Hoffnungen.

Nach der Silberimprägnation kann man noch bequem
mit Essigsäure behandeln, sie empfiehlt sich namentlich,
wenn man die jetzt etwas fester haftenden Epithelien
entfernen will, um die bindegewebigen Theile der serösen
und mukösen Häute rein zu Gesicht zu bekommen.

Zu hüten hat man sich bei allen Silberpräparaten
davor, dass man nicht zufällige Figuren mit den in der
Konstitution des Gewebes begründeten verwechselt, mechanische Insultationen der Präparate sind daher zu vermeiden, auch weitere chemische Agentien erst dann zu-
zusetzen, wenn man sich von dem Vorhandensein be-
stimmter Figuren bereits überzeugt hat.

Auch mit anderen Metallsalzen kann man Niederschläge in den thierischen Geweben hervorrufen und das

verschiedene Verhalten der einzelnen Organbestandtheile
prüfen. Bekanntlich hat schon v. Wittich[1]) hierher ge-
hörige Versuche mit chromsaurem Bleioxyd und Indigo-
küpen an Sehnen und Hornhäuten angestellt. Experimente mit chromsaurem Bleioxyd, Berliner Blau und
Karmin haben es mir indess wahrscheinlich gemacht, dass
mit derartigen Niederschlägen kaum die Schärfe der Figuren zu erreichen ist, welche durch die Silberimprägnation zu Tage tritt.

---

[1]) Virchow's Archiv, 9. Bd. S. 185

Die Lymphgefässe.

In ein detailirteres Studium der Topographie der
Lymphgefässe bei den Säugethieren habe ich mich ab-
sichtlich nicht eingelassen, da theils schon von früheren
Autoren (Cruikshank, Mascagni, Hewson, Fohmann, Arnold, Sappey) viel Wissenswerthes hierüber
mitgetheilt ist, theils das Erscheinen des Teichmann'-
schen Werkes *(das Saugadersystem vom anatomischen
Standpunkte. Leipzig 1861)*, bevorstand, von welchem
sich eine eingehende Untersuchung gerade der topo-
graphischen Verhältnisse erwarten liess. Ich muss mich
auf einige Bemerkungen über das allgemeine Verhalten
der Lymphgefässe beschränken, welche sich hauptsächlich
auf Silberpräparate stützen.

Hinsichtlich der Form der Lymphgefässe habe ich
schon Seite 9 erwähnt, dass sich die Lymphgefässe sogar
bis zu den kleinsten Aesten durch die knotigen Anschwellungen auszeichnen; letztere existiren sogar, wie meine
Silberpräparate beweisen, im nicht injicirten, nicht aus-
gedehnten Zustande. In Bezug auf den Bau der stärkeren
Aeste kann ich den bekannten Daten nichts Neues hinzufügen. Mittels der Silberimprägnation überzeugt man sich
leicht von der vollständigen Uebereinstimmung des Epithels
der Lymph- und Blutgefässe, in beiden sind die einzelnen
Zellen von spindelförmiger Gestalt und vor anderen Epithelien ausserdem noch ausgezeichnet durch den geschlängelten Verlauf der Begränzungslinien. Glatte Muskelfasern

fehlen an den kleineren Aesten und treten erst an grösseren hervor. Weiter kann ich zur Bestätigung der Angaben früherer Autoren anführen, dass fast an allen von mir untersuchten Organen, namentlich den Schleimhäuten (Konjunktiva, Harnblase) die Blutkapillaren oberflächlicher liegen als die Lymphgefässe.

Dagegen kann ich aber die bisher auch noch von Teichmann aufrecht gehaltene Unterscheidung von Lymphgefässstämmen und Lymphkapillaren nicht als berechtigt anerkennen. Die meisten Autoren machten diese Eintheilung einfach der Analogie halber und übertrugen alsdann die Eigenschaften der Membran der Blutkapillaren auf die Wand der Lymphgefässe. In- dess habe ich an allen von mir untersuchten Regionen sogar in den feinsten Lymphgefässen noch ein deutliches Epithel nachweisen können. Man könnte zwar bezweifeln, dass diese Stämme mit Epithel wirklich die Endäste waren. Zum Beweis hierfür will ich Folgen- des anführen.

1. konnte ich ein solches Epithel erkennen in den Lymphgefässen der Darmzotten der Kaninchen nach der Injektion einer Silberlösung. Die meisten Zotten bei diesen Thieren besitzen (ähnlich denen des Menschen, des Kalbes) ein einziges sehr weites Chylusgefäss, nur an wenigen finden sich zwei, selten drei, dann meist an der Zottenspitze mit einander zu Schlingen verbunden.

2. die Silberimprägnation ruft am Zwerchfell kleinerer Thiere (Meerschweinchen, Kaninchen) die Lymphgefässe besonders auf der pleuralen Seite des centrum tendineum in sehr schöner Weise hervor (Taf. I, Fig. 2., Taf. II, Fig. 1 u. 2.) Man konstatirt leicht, dass Pappenheim Recht hat, wenn er ein oberflächliches und ein tiefes, zwischen die tendinösen Bindegewebsbündel eingreifendes Netz unterscheidet. In beiden Netzen war das Epithel bis

in die feinsten Verzweigungen hinein deutlich nachzuweisen.

3. mag hier angeführt werden, dass in dem Lymphgefässnetz der Muscularis des Froschdarmes (Fig. 1 Taf. I.)
auch noch die kleinsten Stämmchen das Epithel erkennen
liessen; sie waren stellenweise sogar kaum breiter als
die Blutkapillaren, das ganze Netzwerk der Lymphgefässe
war nur wenig weitmaschiger als das der Blutgefässe, in
letzteren aber nirgends eine Andeutung von Epithel.

Wollte man nun noch einwenden, dass an diesen
Orten vielleicht noch jenseits dieser feinen Aeste die
Lymphgefässanfänge zu suchen wären, so muss ich in
dieser Beziehung auf eine spätere Deduktion verweisen.
Jedenfalls sind die Lymphkapillaren der Autoren Kanäle,
welche mit den eben erwähnten an Grösse vollständig
übereinstimmen; es bezeichnet namentlich Teichmann
die centralen Chylusgefässe der Zotten als Kapillaren.

So positiv nun die Silberpräparate das erwähnte
Epithel zeigen, eben so sicher wissen wir, dass
den Blutkapillaren ein Epithel fehlt. Ferner ist die
den letzteren eigenthümliche, mit Kernen versehene,
elastische Membran an den feinsten Lymphgefässen noch
niemals dargethan worden, bis jetzt ist eine solche besondere Haut ausserhalb der Epithelialschicht mit Sicherheit erst an ziemlich grossen Lymphstämmen zu erkennen.
Das obige Epithel der kleinsten Lymphgefässe stimmt
endlich durchaus mit den früher erwähnten Formen an den
grösseren Zweigen überein. Hiernach fehlt uns also die
Möglichkeit, die kleineren Zweige der Lymphgefässe
von den allerkleinsten zu unterscheiden, die diffe-
rentielle Bezeichnung „Lymphkapillaren" muss somit auf-
gegeben werden.

Das Lymphgefässsystem des Frosches.

a) Die Lymphsäcke.

Nachdem bereits im vorigen Jahrhundert einige
Forscher (Hewson[1]), Monro, Bojanus) über die Lymphgefässe der Amphibien einzelne Andeutungen gegeben
hatten, erschien im Jahre 1833 die ausführliche Beschreibung derselben von Panizza in dem grossen Werke
Sopra il sistema linfatico dei rettili, Pavia*). Er wandte
sein Hauptstudium auf die grossen Säcke, welche einerseits die Haut des Frosches an den Extremitäten und dem
Rumpfe von den unterliegenden Weichtheilen trennen,
andererseits an den inneren Organen hauptsächlich innerhalb ihrer Anheftungsstellen sich erstrecken. Gestützt auf
seine Injektionen mit Quecksilber, kam er zu dem Resultate, dass die Säcke an den Brust- und Baucheinge-
weiden zum Theil mit einander kommuniciren und sämmtlich
in die vor der Wirbelsäule gelegene grande cisterna
linfatica münden. Ferner gelang es ihm, von den
Säcken aus auf der Oberfläche der Eingeweide (Darm,
Blase, Lungen, Eierstock) ein Netzwerk zu füllen. Bei
der Haut der Extremitäten gelangte er aber nicht zu demselben Resultat und betrachtete daher die hier vorhandenen Säcke für nicht identisch mit denen der Eingeweide. Vielmehr erklärte er nur letztere für lymphatische
Räume nach folgender Argumentation.[3] Erstens besitzen

---

*) Anm. Ich war leider ausser Stande, mir dieses theure Werk
hier in Berlin zu verschaffen und muss mich daher auf den sehr
ausführlichen Auszug desselben in der Dissertation von
Jos. Meyer, und die Angaben in der vergleichenden Anatomie von Milne-Edwards Bd. 4. stützen.

1) Philos. Transact. 1768 p. 217 u. 1769 p. 196 u. 204.

2) Meyer's Dissertation p. 30.

die Säcke an einzelnen Stellen eine eigene Membran,
durch welche sie von den grossen Körperhöhlen abgeschieden werden, zweitens münden die grossen Recipien-
ten schliesslich in die vena cava und subclavia, drittens
enthalten die Säcke Lymphe, viertens ist bei den verschiedenen Injektionen die mit buchtigen Anschwellungen
versehene Konfiguration der Säcke und der kleinen
Netze, die Entstehungsweise jener aus diesen stets dieselbe.

Diese vier Punkte suchte Jos. Meyer in seiner Dissertation *Systema amphibiorum lymphaticum disquisitionibus
novis examinatum, Berlin 1845,* zu entkräften. Mit Recht
macht er zunächst darauf aufmerksam, das nur dass Vorhandensein des Lumens, nicht die Selbstständigkeit der
Wand zum Beweise dienen kann. Gegen den zweiten
Punkt hebt er hervor, dass selbst Panizza die Füllung
der Venen trotz seiner zahlreichen Experimente nur zwei
Mal bei Anwendung der grössten Gewalt (una volta l'olio
d'ulivo e l'altra l'aria spinti a tutta forza) gelungen, dass
die Injektionen von Regolo Lippi in seinen *Illustrationi
fisiologiche e pathologiche del sistema linfatico chilifero,
mediante la scoperta di un gran numero di communicazioni
di esso col venoso, Firenze 1825,* so wie von Fohmann[1])
zu unzweifelhaft falschen Resultaten geführt haben, dass
endlich mehrere der von Panizza beschriebenen Kommunikationen der Säcke unter einander sich als Kunstprodukte ergaben. Auch das Aufblasen der Säcke unter der
Haut von den Lymphherzen aus glaubt Meyer auf eine
Zerreissung der sehr dünnen Scheidewände der Säcke
beziehen zu müssen. Der dritte Punkt, das Vorhandensein einer lymphatischen, d. h. mit Faserstoff versehenen

---

[1]) Anatomische Untersuchungen über die Verbindung der Saugadern mit den Venen, Heidelberg, 1821.

Flüssigkeit in den Säcken, worauf schon Joh. Müller aufmerksam machte, kann nach Meyer nichts beweisen, da
die Flüssigkeit der Bauchhöhle des Frosches ganz dieselben Eigenschaften zeigt, wie jene. Um endlich den vierten
Punkt zu entkräften, citirt Meyer die Untersuchungen von
Rusconi und Breschet[1]). Diese Autoren haben nämlich
bei Anwendung wässeriger Massen die von Panizza gesehenen Buckel fast gänzlich vermisst und leiten letztere
daher von der Schwere des Quecksilbers und dem Wider-
derstande von Sehnenschnüren her, welche im Innern der
Säcke ausgespannt sein sollen. Die sackartige Gestalt ist für
Meyer eine äusserst auffallende Abweichung von der Röhrenform, welche in dem übrigen Thierreich den Lymphgefässen zukommt. Da nun Joh. Müller bei den Schild-
kröten röhrenformige Lymphgefässstämme in die Lymphherzen eintreten sah, so hält es Meyer für wahrscheinlich,
dass auch beim Frosch noch ein röhrenförmiges Lymphgefässsystem aufgefunden werden würde. Jene Säcke aber
mit ihren feinen Ausläufern glaubt er als einfache Scheiden
der eingeschlossenen Organe auffassen zu müssen, welche
(nach Art der Sehnenscheiden und Schleimbeutel) vielleicht eine Lokomotion der eingeschlossenen Organe gestatten sollen; hierbei betrachtet er jene zu Netzen ange-
ordneten Ausläufer der Säcke als Scheiden für die eingeschlossenen Blutgefässe, analog den Nerven- und Arte-
rienscheiden, welche die Hirnhäute an der Schädelbasis ausschicken. Panizza, Ed. Weber und Rusconi haben bekanntlich die Entdeckung von Bojanus bestätigt, dass die
Blutgefässe nicht nur durch die grossen Säcke hindurch-
gehn, sondern auch stellenweise frei im Lumen der röhren-
förmigen Ausläufer gelagert sind.

---

[1]) Annales des sciences naturelles, 2. série Bd. 15 p. 249 und
Bd. 17 p. 111.

Nach diesen Deduktionen Meyer's ist in der That nicht zu läugnen, dass der Beweis für die lymphatische Natur der injicirbaren Räume von Panizza mangelhaft geführt ist. Allerdings will ich gern zugeben, dass die feinen Netze in den Organen des Frosches in vielen Eigenschaften den Lymphgefässnetzen anderer Thiere sehr ähnlich erscheinen mussten; die enormen Säcke bei den Amphibien aber zeigten sich als eine zu eigenthümliche Abweichung, um nicht für sie einen strengeren Beweis zu verlangen. Bei der grossen Dünnheit der Membranen konnte die Injektion des feinen Netzwerkes, namentlich aber die Füllung der Blutgefässe von den Säcken aus einer Zerreissung zugeschrieben werden.

Auch die später erschienenen, detailirten Schilderungen von Rusconi[1]) und Robin[2]) suchten den Beweis nicht zu vervollständigen, obgleich Rusconi in seinem Streite mit Panizza und mit ihm Breschet die Resultate der Quecksilberinjektionen für unzuverlässig erklärt hatten. In neuester Zeit suchte Leydig[3]) zwischen den widerstreitenden Ansichten zu vermitteln, indem er die Lymphgefässe niederer Wirbelthiere allgemein als einfache Hohlgänge und Räume im Bindegewebe ohne Differencirung besonderer Membranen, möglicherweise sogar ohne Epithelbekleidung betrachtete.

Um nun spätere Schlüsse unanfechtbar zu machen, musste ich daher definitiv nachweisen, dass die Säcke, speciell diejenigen der Extremitäten, über deren Natur sogar Panizza und Joh. Müller differenter Ansicht waren, wirklich zum Lymphapparat gehören. Hierzu ist erfor-

---

[1]) Riflessioni sopra il sistema linfatico dei rettili. Pavia 1845.
[2]) Note sur les lymphatiques des viscères abdominaux des grenouilles. L'Institut 1846.
[3]) Lehrbuch der Histologie der Menschen und der Säugethiere 1857 S. 419.

derlich, das die in ihnen enthaltene Flüssigkeit sich fort-
bewegt und später in den Blutstrom direkt eintritt. Um mich
hiervon zu überzeugen liess ich zunächst durch einen
kleinen Schnitt unter die Haut des Unterschenkels eines
lebenden Frosches etwas Milch bloss durch das eigene
Gewicht aus einer ausgezogenen Röhre hinabgleiten, ohne
irgend welche weitere Gewalt anzuwenden, und verschloss
alsdann die Hautöffnung, indem ich die Schnittränder
emporhob und durch einen umgelegten Faden leicht ab-
schnürte. Nach einigen Stunden war die Milch in dem
Sack kaum noch wahrzunehmen, dagegen in dem Frosch-
blut eine grosse Quantität Fetttropfen von ganz verschiedener Grösse (Milchkügelchen) zu konstatiren. Wiederholte Injektionen tödteten den Frosch nach einigen Tagen,
eine forcirte Injektion sogar in einigen Stunden. Das
Blut enthielt alsdann oft zwölfmal soviel Milchkügelchen
wie Blutkörperchen, die rothen Blutkörperchen boten keine
Veränderung, die weissen Blutkörperchen enthielten dagegen Fetttropfen von der verschiedensten Grösse, bisweilen so reichlich, dass sie Kolostrumkugeln ähnlich
waren. Die Blutkapillaren, besonders die der Muskeln,
waren ganz dicht mit Milchkügelchen vollgepfropft. —
Hierauf verrieb ich Zinnober mit Oel und setzte bisweilen noch Milch hinzu, ein Theil des Zinnobers bleibt
alsdann suspendirt, schwimmt sogar eine kurze Zeit in
dem Oel auf der Milch. Die vorsichtige Einführung dieser
Massen in den Sack des Unterschenkels liess nach einiger
Zeit den Zinnober im Blut wieder erkennen, jedoch in
grösseren Klumpen zusammengeballt und in weit geringerer Menge, als die gleichzeitig vorhandenen Milchkügelchen; es fand sich aber eine sehr zierliche, dichte
Zinnoberinjektion der Venenäste, welche die vena advehens
in und auf den Nieren verbreitet. Die bekannte Eigenschaft des Zinnobers, sich zusammenzuballen, hatte die

Passage durch die Nieren erschwert. Endlich brachte ich noch graue Quecksilbersalbe, mit Oel oder Milch verrieben, ein; auch hier ein ähnliches Resultat wie bei dem Zinnober, trotzdem in jenen Flüssigkeiten die Salbe rasch zu Boden sinkt. Allerdings war dieser Eigenschaft entsprechend in den Aesten der vena advehens nur wenig, weiterhin sogar in der vena cava ascend. nur ein einziges Klümpchen Quecksilbersalbe nachzuweisen. Ich muss noch erwähnen, dass nach dieser Quecksilbereinfuhr eine sehr heftige Entzündung der äusseren Haut und der Muskelfascien des Unter- und Oberschenkels eingetreten war, also derselbe Effect, den die direkte Einführung des Quecksilbers in das Bindegewebe zu produciren pflegt.

Zu diesen Injektionen habe ich auch in Wasser aufgeschwemmtes Lykopodium, ferner sog. Honigfarben (unlösliche Wasserfarben mit einem Zusatz von Gummi und Honig, ebenso chinesische Tusche im Wesentlichen mit demselben Resultat verwandt. Mit Hilfe einer Zinnober enthaltenden Honigfarbe, namentlich mittels Lykopodium habe ich mich überzeugt, dass die Injektionsmasse die hinteren Lymphherzen passirte, um von diesen in die vena ischiadica hineingepumpt zu werden.

Nach diesen Experimenten kann es keinem Zweifel mehr unterliegen, dass die Hautsäcke des Unter- und Oberschenkels mit den Blutgefässen in unmittelbarer Communication stehen und somit als dem Lymphgefässsystem zugehörig aufzufassen sind.

Schon Joh. Müller hat die Frage aufgeworfen, ob alle beim Frosch vorhandenen, mit seröser Flüssigkeit gefüllten Säcke als lymphatisch betrachtet werden müssen. Die eben geschilderte Beobachtungsweise würde diese Frage für die meisten Säcke haben entscheiden können. Dennoch musste ich auf die Lösung derselben verzichten,

um nicht diesen für mein eigentliches Thema als Vor-
studien dienenden Untersuchungen meine Zeit zu opfern.
Ich kann nur anführen, dass die Injektionen in den Sack
am Ansatzpunkt der Harnblase an die Symphyse ebenfalls
die lymphatische Natur desselben nachwies, dass dagegen
wiederholte Versuche für die Hautsäcke an der Bauch-
und Rückenseite des Rumpfes stets ein negatives Resultat
ergaben.

b. Die Lymphröhren.

1. Die Hautgefässe.

Panizza kam bei seinen Injektionen der Schwimm-
häute des Frosches zu keinen bestimmten Resultaten, auch für andere Stellen der Haut konnte er nur
Vermuthungen aufstellen. Um so mehr war ich erfreut,
als ich zufällig bei den oben erwähnten Versuchen mit
Zinnober ein dichtes Nelzwerk in den Interdigitalmem-
branen sich füllen sah, nachdem ich einen leisen Druck
auf den angefüllten Unterschenkel ausgeübt hatte. Durch
spätere Injektionen konnte ich alsdann folgende Thatsachen konstatiren.

Die Füllung des Netzwerkes von den subkutanen
Lymphsäcken aus gelingt meist nach Anwendung eines
mässigen Druckes, wird bedeutend erleichtert durch eine
abwechselnde Steigerung und Verminderung desselben
und erfolgt alsdann gewöhnlich mit grosser Rapidität.
In der Regel füllen sich zunächst ziemlich weite Röhren,
welche längs der Zehen bis zu ihrer Spitze fortlaufen,
bisweilen dann von diesen aus die innerhalb der Membranen gelegenen kleinen Gefässe, meist dringt aber die
Injektionsmasse in letztere unmittelbar von den Ausläufern ein, welche die grossen Säcke am tarsus pedis noch
zwischen die ersten Zehenglieder in die Spitze der drei-

eckigen Membranen hineinschieben. Aus dem plötzlichen
Eintritt dieser Füllung darf wohl geschlossen werden,
dass an der Uebergangsstelle der Röhren in diese Lymphsäcke klappenartige Vorrichtungen vorhanden sind.
Injicirt man unter einem zu starken Druck, so werden
die beiden Platten der Schwimmhaut in Form eines
grossen Sackes von einander gerissen, welcher gewöhnlich unaufhaltsam bis zum freien Rande der Membran fortschreitet und hier platzt. Nur in diesem Falle
kann von einer Extravasation die Rede sein. Man könnte
weiter noch die Ansicht hegen, dass zwar ein Netzwerk von Röhren innerhalb der Membran existirte, das
Uebertreten der Injektionsmasse in dasselbe aber ebenfalls einer Extravasation, einer Zerreissung zuzuschreiben
sei. Hiergegen muss ich anführen, dass einerseits gewöhnlich ein relativ geringer Druck zu dieser Injektion aus-
reicht, andererseits aber schon Panizza wahrnahm, dass
nach dem Einstechen der Kanüle in die Schwimmhaut einige
Kanäle innerhalb derselben injicirt wurden, dann aber die
Masse sich mit grosser Geschwindigkeit in die Säcke am
Schenkel verlor.

Die netzartig verbundenen Röhren selbst liegen fast
sämmtlich in der mittleren Schicht der Schwimmhaut.
Innerhalb der oberen Spitze des von zwei Zehen und
dem freien Schwimmhautrande gebildeten Dreiecks sind
sie von so kolossaler Weite, dass sie unmittelbar an einander stossen, erst in den der Basis näheren Theilen
werden die trennenden Schichten so breit wie die Röhren
selbst, erst hier tritt ein regelmässiges Netzwerk mit po-
lygonolen Maschen auf, endlich laufen sie am freien Rande
(s. Fig. 1 Taf. III) in feine, mit einander bogenförmig kom-
municirende Aeste aus, welche im Allgemeinen noch den
doppelten Durchmesser der Blutkapillaren besitzen.

Nahe dem freien Rande, selten auch in den übrigen

Theilen sieht man äusserst feine, kurze Ausläufer von
den dünnsten Aesten des Netzwerkes sich abzweigen.
Hat man sie als blinde Anhängsel aufzufassen? Aus später
sich ergebenden Gründen halte ich nur diejenigen dieser
feinen Spitzen, deren Dimensionen nicht unter die eines
Blutkapillargefässes herabsinken, für eigentliche Lymphgefässe. Diese sind aber in der Schwimmhaut so spärlich,
dass eine netzförmige Anordnung der feinsten Lymphgefässe bei weitem überwiegt. — Ueberall bieten die
Lymphgefässe der Schwimmhaut im stärksten Füllungs-
zustande die bekannten, allgemeinen Eigenschaften,
knotige Anschwellungen, wenigstens wellige, nicht gerade
Begränzungslinien. Die Blutkapillaren verlaufen oberhalb
und unterhalb der Lymphröhren, nur selten sah ich letztere Zweige aussenden, welche in gleiches Niveau mit
jenen traten; ebensowenig konnte ich an Präparaten mit
doppelten Injektionen Kommunikationen zwischen den
feinsten Zweigen beider Systeme erkennen. An solchen
Präparaten stellte sich noch heraus, dass die Blutkapillaren in dem freien Rande der Oberfläche der Cutis sehr
nahe treten, während die äussersten Stämme des Lymph-
netzes auch hier mehr entfernt bleiben, höchstens die erwähnten ganz feinen Spitzen den Rand selbst erreichen.

Für die übrigen Theile der Haut kann ich leider nur
wenig zuverlässige Angaben machen, da ich trotz der vielfältig-
sten Versuche kein ganz konstantes Resultat erzielte.
Selbst unter Anwendung eines starken Druckes traten in
der Haut des Unterschenkels oder des tarsus pedis nur fleck-
weise injicirte Stellen hervor, auch bei geringem Druck
gelingt es oft, diesen Flecken eine grössere Ausdehnung zu
geben, wenn man die Stärke des Druckes variirt und
gleichzeitig die Haut streicht und wälkert; sehr leicht injicirt sich auf diese Weise die Haut über den Zehen.
Untersucht man nun solche Injektionsflecken mikro-

skopisch, so sieht man in der äussern Schicht der Cutis
nur selten ein deutliches Netzwerk, welches eine ähnliche Form darbietet, wie das der Blutkapillaren, und in
ähnlicher Weise sich um die Drüsenöffnungen anordnet.
Viel häufiger finden sich isolirte kleine Stämme, fast
von derselben Weite wie die Blutkapillaren, von ihnen
aber unterschieden durch knotige Anschwellungen. Endlich sieht man fast stets in jenen Flecken ein sehr unregelmässiges dichtes Netzwerk, dessen Balken erheblich
schmäler sind als Blutkapillaren, bisweilen ausstrahlend
von jenen isolirt vorkommenden, etwas grösseren Stämmchen. Die zuletzt erwähnten Kanäle sind nach der unten
folgenden Betrachtung nicht als eigentliche Lymphgefässe
aufzufassen, die einzeln stehenden Stämmchen glaube ich
dagegen dafür erklären zu dürfen, da ich bei gleichzeitiger
Injektion der Blutkapillaren noch konstatiren konnte, dass
sie neben den letzteren gelagert sind. Die Füllung eines
grösseren Netzes bei einer solchen doppelten Injektion
ist mir nicht gelungen, ich muss daher die lymphatische
Natur des zuerst erwähnten Balkenwerks dahingestellt sein
lassen. Die vereinzelten Stämmchen zeigen nur spar-
same Verästelungen, sie steigen, wie senkrechte Schnitte
ergeben, in den Scheiden zwischen den papillären Bildungen der Haut, auch hier neben den Blutgefässen, zu der
äussern weichen Schicht der Cutis empor. Horizontale
Durchschnitte zeigen, dass diese senkrecht aufsteigenden
Stämmchen in ziemlich gleichmässigen, relativ grossen
Abständen von einander liegen.

2. Die Gefässe der Harnblase.

Im Allgemeinen sind dieselben schon von Panizza
und später von Rusconi beschrieben. Ueber der Symphyse
an dem untern Theil der vordern Bauchwand beginnt der

Lymphsack der Blase, welcher um den Blasenhals in das
Becken hinabsteigt, längs der Verwachsung zwischen Rektum
und Blase sich wieder nach oben wendet und endlich über
dem Rande jener Verwachsung einen Ausläufer sowohl an
der hintern Blasen-, als an der vordern Mastdarmfläche
emporschickt. Auch an der vordern Blasenwand läuft
ein Divartikel des Lymphsackes längs der Mittellinie empor. Sowohl von diesem, wie von jenem Ausläufer kann
die Injektion der Gefässe vorgenommen werden. Will
man eine vollständige Injektion, so ist es zweckmässig,
die Harnblase mit Luft ziemlich vollständig zu füllen, um
den Blasenhals und das Rektum so eine Ligatur zu legen,
dass wenigstens jene beiden Ausläufer sich oberhalb derselben befinden, und alsdann unterhalb derselben die Blase
und das Rektum aus dem Becken zu exstirpiren. Es gelingt
leicht, mittels einer feinen Scheere eine kleine Oeffnung
in einen der Ausläufer des Lymphsackes zu machen,
welcher die Einführung einer feinen Kanüle gestattet.
Diese Oeffnung schliesst man während der Injektion am
besten mit dem draufgelegten Finger.

Gewöhnlich füllen sich zunächst zwei weite Stämme
(Taf. VI.), welche längs der Mittellinie beide Ausläufer des
Lymphsackes (Ca und Cp) mit einander verbinden. Sie
sind getrennt durch ein starkes Blutgefäss. Nicht nur
von diesen Verbindungsstämmen steigen stärkere und
feinere Aeste auf die Seitentheile der Blase herab, sondern auch von beiden Divertikeln entspringen meist radiär angeordnete Hauptstämme, welche im weiteren Verlauf mit jenen kommuniciren.

Fast sämmtliche stärkeren Stämme sind paarig,
indem sie ein Blutgefäss zwischen sich führen, aber auch
noch ganz feine Zweige treten paarig auf und schliessen
sich den Blutgefässen an. In der Zeichnung zeigen sich
an der Stelle der letzteren die schwarzen Striche B, sie

treten indess nicht überall mit einander in Verbindung, so dass hier entweder eine Ueberbrückung oder gar eine vollständige Umhüllung der Blutgefässe angenommen werden muss.

Wie sich die Lymphgefässe weiter verästeln, ergiebt sich am einfachsten aus der Figur.

Auch an der Blase zeichnen sich besonders die mittleren und kleineren Gefässe durch die eigenthümlichen Anschwellungen, durch einen raschen Wechsel in der Dicke aus. Die feinsten von mir injicirten Aeste sind auch hier im Allgemeinen doppelt so breit als Blutkapillaren. Eine Abweichung von den feinsten Lymphgefässen der Schwimmhaut liegt aber in folgendem Umstande.

Man begegnet namentlich auch in den Regionen der dichtesten Injektion kleinen, blinden Ausläufern (Taf. VI.), welche theils parallel neben andern sich forterstrecken, ohne sich mit ihnen zu verbinden, theils in grader Richtung auf andere zueilen, aber durch einen kurzen Zwischenraum von ihnen getrennt bleiben. Existirt diese Trennung wirklich, oder rührt die blinde Endigung nur von einer Unvollständigkeit der Injektion, von klappenartigen Vorrichtungen her? Diese Frage ist schwer zu entscheiden. Dennoch glaube ich, dass an einzelnen Stellen eine Verbindung nicht zu statuiren ist, da die trennende Gewebsschicht nur sehr gering ist, Klappen bei dem oft relativ hohen Druck der Injektionsmasse wohl überwunden worden wären, namentlich aber an Stellen wie d. d. entweder das eine oder das andere Gefäss in der Richtung der Klappe verlaufen, letztere also von dieser oder jener Seite her sich öffnen musste.

Wir würden also hier blinde Anhängsel an den feinsten Lymphgefässen annehmen müssen, ähnlich den Lymphkolben in den Darmzotten mancher Säugethiere und Vögel. Im Gegensatz zur Schwimmhaut würde somit an den fein-

sten Lymphgefässen der Blase ein blinder Anfang
häufiger sein, als der netzförmige Ursprung. Von dem
Vorhandensein eines Epithels bis in die feinen Stämme
hinein glaube ich mich an Silberpräparaten überzeugt zu
haben.

3. Die Gefässe des Darms.

In dem Anheftungstheil des Mesenterium an der
hintern Bauchwand liegt ein grosser Lymphsack, *il grande
ricettacolo schiacciato Panizza*. Von demselben gehen Aeste
zum Darm, welche, wie R u s c o n i entdeckte, innerhalb des
Ansatzpunktes des Mesenterium an jenen zu einem bald
einfachen, bald durch Scheidewände getheilten, weiten
Kanal sich vereinigen. Innerhalb des letzteren sind nach
R u s c o n i Blutgefässe enthalten, in ihn mündet das Lymphgefässnetz des Darms.

Will man eine möglichst vollständige Injektion dieser
Theile erzielen, so ist es zweckmässig, den Darm mit
einem möglichst grossen Stück Mesenterium abzubinden,
unterhalb der Ligatur zu trennen und alsdann durch eine
kleine Oeffnung·in der einen Wand des grossen Lymphsackes die Kanüle einzuführen.

Die grossen Lymphröhren im Mesenterium sind
selten paarig, die grossen Blutgefässe verlaufen alsdann
zwischen ihnen, werden aber stellenweise von Queranastomosen überbrückt; gewöhnlich sind diese Lymph-
stämme einfach und schliessen die Blutgefässe vollständig
ein. Man hat bekanntlich, gerade auch in Bezug auf das Mesenterium, darüber gestritten, ob solche eingeschlossenen Gefässe noch mit einer eigenen Membran bedeckt sind (P a -
n i z z a , M i l n e - E d w a r d s), oder ob das Blutgefäss nackt in
der Lymphe schwimmt (R u s c o n i), ob also der ringförmige
Cylinder, welchen das Lymphgefäss hier bildet, nur eine
Membran nach aussen oder noch eine zweite nach innen

besitzt. Injicirt man die Lymphgefässe mit einer Lösung von
Silber, spaltet alsdann die grösseren Stämme des Mesenterium und hebt die Blutgefässe aus ihnen hervor, so lässt
sich auf diesen, so weit sie frei im Lumen liegen, ein
kontinuirliches Epithel erkennen. Letzteres stimmt in seinen
Formen ganz mit dem überein, welches sich an der Innenfläche der zurückgeschlagenen Lymphröhrenwand vorfindet.
Die eben erwähnten grösseren Stämme strahlen
fächerförmig aus und theilen dadurch das Mesenterium in
bald grössere, bald kleinere, annähernd dreieckige
Sektoren, in welchen stellenweise kleinere Arterien und
Venen, stets dagegen zu einem langmaschigen Netzwerk
verbundene Blutkapillaren verlaufen. Innerhalb dieser
Sektoren schiessen bei den Injektionen der Lymphgefässe
sehr leicht einzelne Stämmchen an, unter günstigen Umständen gelingt es aber, ein sehr dichtes Netzwerk von
Lymphgefässen nachzuweisen. Dieses Netzwerk bietet
eine sehr variable Anordnung selbst bei der vollständigsten Füllung (s. Taf. V.). Bald sind die Maschen annähernd quadratisch, die einzelnen Gefässe von sehr unregelmässiger Weite und meist breiter als die Zwischenräume,
bald sind die Maschen sehr lang gezogen, die einzelnen
kommunicirenden Stämme von mehr gleichmässiger Dicke
(etwa doppelt so dick wie Blutkapillaren) und nur von Strecke
zu Strecke mit knotigen Anschwellungen versehen. Niemals
konnte ich mich von der wirklichen Existenz blinder Anhängsel an dieser Stelle überzeugen. Mittels Silberlösung
liess sich in diesen Stämmen ein Epithel nachweisen.
        An der Serosa des Darms zeigt sich ein zierliches
Netzwerk von sehr grosser Regelmässigkeit, welches durch
dickere, paarige, die grösseren Blutgefässe begleitende
Stämme in einzelne Abtheilungen zerfällt. Nur die
grösseren Aeste liegen ausserhalb der Muskelschicht, die
mittleren und kleineren liegen zwischen der cirkulären

und longitudinellen Lamelle der Muscularis ausgespannt.
Der letztere Theil des Netzes, dessen Maschen relativ
gross sind, alternirt ziemlich regelmässig mit dem Balken-
werk der Blutkapillaren, dessen Maschen etwas enger
sind. Die kleineren Lymphgefässzweige sind meist doppelt so breit wie die Blutkapillaren, doch sinken die feinsten
bisweilen noch unter letztere herab. Blinde Ausläufer
fehlten, dagegen fand sich bis in die feinsten Zweige
Epithel (Taf. I. Fig. 1.).

Die Lymphgefässe der Submucosa und der Mucosa bilden ein sehr dichtes und unregelmässiges
Netzwerk, in der Submucosa sind ausserordentlich
weite Stämme vorhanden. Besondere Eigenthümlichkeiten
konnte ich an dieser Gefässverbreitung nicht auffinden.
Ich muss nur bemerken, dass auch innerhalb der
Schleimhautfalten noch relativ weite Stämme sich zu einem
ziemlich engen Netz vereinigen und hauptsächlich in der
mittleren Schicht der Falten sich verbreiten, stellenweise
auch dem Epithel nahe treten. Blinde Endigungen konnte
ich nicht nachweisen.

4. Die Gefässe der Lungen.

Hinsichtlich dieser Lymphgefässe kann ich nicht viel
Neues den Beschreibungen Panizza's hinzufügen. Die
grösseren, in die Säcke am Insertionspunkt mündenden
Stämme verlaufen in den Furchen zwischen den lobuli,
so dass sie oft einen dreiseitigen Querschnitt bekommen
und fast stets die Blutgefässe umhüllen, die kleineren
laufen an der Peripherie der Alveolen und schicken endlich Zweige noch über letztere fort, welche bisweilen
blind endigten. Ob Letzteres einer unvollständigen Injektion entsprach, oder ob blinde Ausläufer wirklich existiren,
vermag ich nicht anzugeben.

Andere Lymphgefässgebiete des Frosches habe ich nicht weiter untersucht. Ich möchte nur noch hinzufügen, dass ich nach der Silberimprägnation innerhalb des untern Augenlieds Gefässe möglicherweise lymphatischer Natur nachweisen konnte, welche die Blutgefässe begleiteten.

Ziehen wir aus diesen Zusammenstellungen ein Résumé, so ergiebt sich, dass die Abweichungen des Lymphgefässsystems des Frosches von dem der höheren Wirbelthiere nicht so erheblich sind, wie man sie gewöhnlich darzustellen pflegt. Die Verbreitung in den einzelnen Organen sowohl, wie die besonderen Eigenschaften der kleineren Lymphgefässe sind im Wesentlichen übereinstimmend. Die knotigen Anschwellungen lassen sich auch hier, selbst an Silberimprägnationspräparaten nachweisen; ich muss daher Rusconi widersprechen, der sie Panizza gegenüber fast ganz auf Rechnung des Quecksilbers bringen wollte. Endlich lässt sich das Epithel bis in die feinsten Aeste hinein verfolgen; die Lymphgefässe der Amphibien sind daher keineswegs, wie Leydig meint, als blosse Hohlgänge und Räume im Bindegewebe aufzufassen. Eine Abweichung von dem Lymphsystem der höheren Wirbelthiere findet sich erst an den grösseren Stämmen durch das Auftreten der Lymphsäcke und der Lymphherzen. Für die Existenz lymphdrüsenartiger Gebilde beim Frosch werden später noch Andeutungen folgen.

Das Bindegewebe.

Durch die mikroskopischen Forschungen in den dreissiger Jahren wurde hauptsächlich auf Joh. Müller's Anregung die ältere, leicht missverständliche Bezeichnung „Zellgewebe" von dem Namen „Bindegewebe" verdrängt. Man fand, dass die unter dem Zellgewebe zusammengefassten Theile auch mikroskopisch sich in viele feine Fasern zerfällen liessen, welche weiterhin nicht zerlegbar waren. Es zeigte sich aber bald, dass dieselbe Eigenschaft, dieselbe Beschaffenheit der Fibrillen auch Theilen zukam, welche nicht einfach wie das Zellgewebe zur Verbindung der Körpertheile dienten (äussere Haut, Schleimhäute, fibröse Häute, u. s. w.). Die Bezeichnung Bindegewebe wurde durch die Ausdehnung auch auf diese Substanzen zu einem histologischen Begriff.

Schwann erkannte, dass auch das Bindegewebe im embryonalen Zustande aus Zellen besteht, die Intercellularsubstanz sollte fehlen, die späteren Fibrillen durch eine Zerklüftung des Zelleninhalts hervorgehn. Henle bestritt die zellige Natur des jungen Bindegewebes und setzte statt dessen ein homogenes Blastem mit eingestreuten Kernen, welche später zu seinen bekannten Kernfasern auswachsen sollten. Reichert erklärte sich hingegen wiederum für die Entstehung des Bindegewebes aus Zellen, liess aber die Grundsubstanz nicht aus dem Zelleninhalt entstehn, sondern von den Zellen nach aussen abgeschieden werden; gleichzeitig sollten Zellen und Zwischensubstanz mit einander verwachsen. Ferner läugnete Reichert an den sämmtlichen bindegewebigen Theilen die natürliche Existenz der Fibrillen und rief dadurch eine lange Kontroverse hervor, welche erst in neuster Zeit durch Rollet's Untersuchungen ihrem Ende entgegengeführt scheint.

Während nun jene Forscher sämmtlich im fertigen Bindegewebe nur Kerne oder gar nur Derivate derselben gelten liessen, geschah durch Virchow ein für die Physiologie und Pathologie des Bindegewebes höchst bedeutungsvoller Schritt dadurch, dass er auch im reifen Zustande desselben wirkliche Zellen, die sog. Bindegewebskörperchen, erkannte und als den Ausgangspunkt der Zellenneubildung ansprach. Sie bildeten nach ihm in den meisten bindegewebigen Theilen sternförmig verästelte Körper, welche durch Kommunikation mit einander ein plasmatisches Röhrensystem herstellten. Die Beschaffenheit der Grundsubstanz, welche diese Zellen in entsprechende Höhlungen aufnahm, konnte auf das Mannigfaltigste wechseln, die Zellen bildeten das Gemeinschaftliche und stellten zugleich die Analogie zwischen Knorpel, Knochen und Bindegewebe her. Diese Anschauungen Virchow's, welche zum Theil auch gleichzeitig von Donders gewonnen wurden, erregten den heftigen Widerspruch Henle's, welcher die von Virchow beschriebenen sternförmigen Figuren auf Lücken zurückzuführen suchte.

Henle statuirte an der Hornhaut homogene Lamellen und zwischen ihnen eine Kittsubsubstanz, welche, in regelmässigen Abständen defekt, kanalartige, den obigen Figuren entsprechende Lücken tragen sollte. An den Sehnen und den übrigen bindegewebigen Theilen sollten die sternförmigen Gestalten des Querschritts von den Gränzlinien der Bindegewebsbündel herrühren und in der Wirklich-

3*

keit kéine kanalartige, nur spaltförmige Lücken vorhanden
sein. In allen diesen Lücken würden Fettkörnchen, unter
Umständen auch Zellen, gewöhnlich nur Kerne existiren.
Letztere nannte H e n l e die wahren Bindegewebskörperchen
und koncedirte die Möglichkeit, dass von ihnen die Neubil-
dung pathologischer Zellen ausginge.

Die zahlreichen nachfolgenden Untersucher des Bindegewebes, unter welchen ich His, Remak, Kölliker,
H. Müller, Leydig, v. Wittich, Billroth, v. Hess-
ling, Baur besonders hervorhebe, brachten neue Thatsachen, ohne aber die Frage, ob die sichtbaren sternförmigen Figuren Zellen oder accidentelle Lücken mit eingeschlossenen kernartigen Bildungen seien, endgültig zu
entscheiden. Während somit diese Differenz zwischen
Virchow und Henle unvermittelt blieb, brach sich auf
der andern Seite der Virchow'sche Satz, dass in allen
pathologischen Prozessen die neugebildeten Zellen aus
den Bindegewebskörperchen, nicht frei aus einem Exsudat
oder Blastem entstehn, immer mehr Bahn und rief eine
wahrhaft reformirende Umwälzung in den Anschauungen
der Pathologie hervor.

1. Die Hornhaut.

Legt man die frische Hornhaut irgend eines Thieres
in eine schwache Silberlösung (1 : 400—800), so erhält
man gewöhnlich die erste Art der Silberwirkung. Weisse
Figuren innerhalb der braungefärbten Grundsubstanz treten
auf das Deutlichste an Flächenansichten hervor, man
nimmt wahr, dass erstere ein relativ regelmässiges Netzwerk bilden, dessen Maschen häufig rechteckig gestaltet
sind, dessen Balken schon an und für sich einen verschiedenen Querdurchmesser besitzen, dessen Knotenpunkte
aber zum Theil eine sehr erhebliche Verbreiterung zeigen

und sich hierdurch stark markiren. In letzteren stossen bald drei, bald vier, bald noch mehr weisse Linien zusammen, die durch je zwei benachbarte Linien gebildeten Winkel sind von sehr verschiedener Grösse, so dass auf diese Weise die Knotenpunkte im allgemeinen eine unregelmässige, sternförmige Gestalt erhalten. Doch ist ausdrücklich hervorzuheben, dass nicht alle Knotenpunkte des Netzes eine solche Verbreiterung darbieten. — Ruft man die zweite Wirkungsart der Silberlösung hervor, so treten die angeschwollenen Knotenpunkte noch mehr in den Vordergrund, der körnige Silberniederschlag liegt hier am dichtesten, er setzt sich zwar auch in die Ausläufer fort, doch häufig lückenweise, so dass die feinsten Bälkchen und damit der netzartige Karakter nur undeutlich hervortreten.

Die Formen des Netzwerkes, namentlich der Anschwellungen, sind bei den verschiedenen Thieren, vielleicht auch je nach der Wirkungsweise etwas verschieden. In der Hornhaut des Schweines treten fast überall äusserst vielstrahlige Sterne (ähnlich den Knochenkörperchen) hervor (Schweigger). Beim Hunde gelangte ich mittelst der zweiten Wirkungsart zu ganz eigenthümlichen Bildern, morgensternartige, aus schwarzen Körnchen bestehende Figuren durchsetzten die farblose Grundsubstanz und zeigten eine sehr regelmässige Gestalt dadurch, dass die einzelnen Strahlen fast nur senkrecht auf einander stiessen und gleichsam Koordinatensysteme bildeten. — Aber auch die einzelnen Schichten einer und derselben Hornhaut zeigten Differenzen, ganz allgemein sind die Netze der äussern Schichten eng, die Anschwellungen der Knotenpunkte schmal, während nach der Descemet'schen Membran zu immer grössere Sterne auftreten.

Im Innern der dilatirten Knotenpunkte findet man, selbst wenn die Silberwirkung ziemlich stark war, nur stellenweise

einzelne Silberkörnchen, die meisten sind vollständig leer.
Nach einer ganz schwachen Wirkung erkennt man eine un-
deutliche, gewöhnlich farblose, etwas gefaltet aussehende
Scholle; sehr scharf tritt sie hervor, wenn man die Präparate
nach der Silberimprägnation in eine Karminlösung bringt.
Um hier aber gute Resultate zu erzielen, muss man die Hornhäute möglichst frisch anwenden und namentlich ein
längeres Auswaschen nach der Silberwirkung vermeiden;
ausserdem ist möglichste Neutralität der Karminlösung
erforderlich, da ja freies Ammoniak den Silberniederschlag
verschwinden macht. Berücksichtigt man diese Vorsichts-
massregeln, so erhält man durch die rothe Färbung scharf
hervortretende Schollen in den erwähnten Anschwellungen.
Es lässt sich leicht erkennen, dass ihre Ränder an vielen
Stellen das braun gefärbte Gewebe nicht berühren, dass
sie also die Anschwellungen nur unvollständig ausfüllen,
dass oft ihrer zwei bis vier in einer Dilatation existiren,
dass sie eine sehr unregelmässige Form besitzen, meist
elliptisch oder polygonal sind, häufig aber auch einzelne
Ausläufer ausschicken und dadurch mehrstrahlige, bisweilen sterförmige Figuren bilden. Ein glänzendes Kernkör-
perchen lässt sich oft, dagegen nur da, wo die Wirkung
schwach war, ein deutlicher Kern in ihnen wahrnehmen.
Man erhält auf diese Weise sehr häufig Bilder, die der
nebenstehenden Fig. III., welche eine Kopie der von
His[1]) Fig. 2, Taf. IV. seines Werkes gegebenen darstellt,
auf das Evidenteste entsprechen. Weiterhin erkennt man,
dass zuweilen jene Ausläufer der rothen Schollen in den
feinen weissen Balken fortlaufen, oft ohne sie vollkommen auszufüllen, dass aber bei weitem der grösste
Theil des Netzwerkes frei bleibt und nur unter gewissen

---

[1]) Wilh. His. Beiträge zur normalen und pathologischen Histologie der Hornhaut. Basel 1856.

Umständen noch kleine, roth gefärbte, etwas glänzende Körnchen enthält, welche mit den Schollen und ihren Ausläufern in keinem Zusammenhang stehn. Diese Körnchen bekommt man in der Froschhornhaut fast regelmässig zu Gesicht. An Objekten, welche bereits einer ge-

Fig. III.

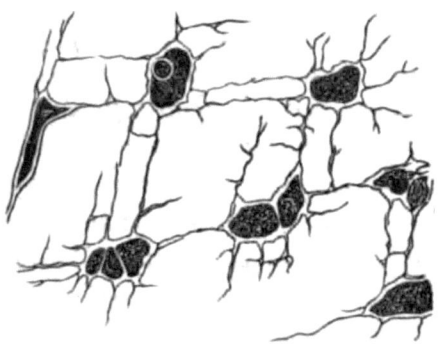

wissen Fäulniss ausgesetzt waren, nahmen bisweilen fast sämmtliche weisse Linien eine rothe Farbe an, auch nach längerer Aufbewahrung in Glycerin sah ich an einem früher guten Präparate diese Verbreitung der Färbung auftreten; es scheinen daher die rothgefärbten Körper durch eine Zersetzung verflüssigt zu werden.

Vergleicht man nun an der Gränzzone der Silberwirkung die gefärbte Substanz der Cornea mit der ungefärbten, so erkennt man leicht, dass das durch Silberimprägnation so deutlich gewordene Netzwerk kontinuirlich übergeht in das sehr blasse, nur mit starker Vergrösserung erkennbare System, welches in fast allen Flächen-

Fig. III. Saftkanälchen der mittleren Schichten der Kaninchenhornhaut mit eingeschlossenen polygonalen Körperchen, zum Theil mit Andeutung des Kernes, — nach der Auffassung von His verästelte Hornhautkörperchen mit Retraktion des Zelleninhalts und beginnender endogener Zellenneubildung als erstem Stadium der Reizungserscheinungen.

ansichten der Wirbelthierhornhaut in neuerer Zeit wieder-
gegeben wurde. (His[1]) Taf. I. Fig. 4, 5 u. 8, Taf. IV.
Fig. 2 u. 4., Langhans[2]) Taf. I. Fig. 1, 4 u. 6). Die
Form des Netzwerks, die Bildung der Anschwellungen
ist in beiden Zonen vollständig gleich, eine Differenz liegt
nur darin, dass die Balken, namentlich die Dilatationen
in der Zone der Silberwirkung breiter sind als in den
unveränderten Stellen. Dieser Umstand tritt besonders
deutlich hervor, wenn man in den Präparaten, welche
mittels Silber und Karmin hergestellt sind, die Stellen
mit Silberwirkung mit denjenigen zusammenhält, wo die
braune Färbung mangelt. Die roth gefärbten Schollen
und Körnchen zeigen an beiden keine Differenz weder
in der Grösse, noch in der Form. Während sie aber
innerhalb der Silberreaktion die weissen Balken und
Sterne nur unvollständig ausfüllen, fallen ihre Gränzlinien
in den vom Silber nicht afficirten Stellen mit den Konturen des Systems fast überall zusammen. Es wirft sich
hier nun die Frage auf: zeigen die Silberpräparate die
wirklichen Grössenverhältnisse oder die mit Essigsäure
Holzessig, Wasser u. s. w. hergestellten Objekte? Wahrscheinlich eher jene, da bei der Anwendung dieser Agentien bekanntermassen eine starke Aufquellung der Grundsubstanz, somit eine Verkleinerung der eingeschlossenen
Kanäle eintritt. Wahrscheinlich erfolgt durch die Silberimprägnation eine Verdichtung der Grundsubstanz, welche
selbst bei Zusatz von Essigsäure nicht schwindet.

Nachdem ich einige von diesen Resultaten gewon-
nen, suchte ich durch Maceration der Silberpräparate in
Salzsäure das Netzwerk zu isoliren, doch ohne Erfolg.
Hierauf versuchte ich Macerationen frischer Hornhäute,

---

[1]) l. c.
[2]) Henle's und Pfeuffer's Zeitschrift 3. Reihe Bd. XII. S. 1,

namentlich des Frosches und Kaninchens ohne vorherige Behandlung mit Silber. Die angewandten Flüssigkeiten, Salpetersäure, Salpetersäure mit chlorsaurem Kali, schweflige Säure, Salzsäure, Schwefelsäure liess ich theils langsam, theils rasch einwirken, die drei letztgenannten Säuren benutzte ich nach der von Kühne[1]) empfohlenen Methode. Alle diese Proceduren machten im Beginn der Wirkung das Netzwerk deutlicher, später wieder blasser, schliesslich zerbröckelte die Substanz und zwar, wie sich häufig sehr deutlich erkennen liess, in den feinen Linien des Netzwerkes, nicht zwischen denselben.

Zur Feststellung der weiteren Eigenschaften des Netzwerkes griff ich noch zu Injektionen. Pathologische Prozesse, (Wucherung, Ablagerung von Pigment und Fett) haben bereits die Entdecker dieses Netzwerks, Virchow und Toynbee, berechtigt, die Balken desselben für hohl anzusprechen. Bowman[2]) beschrieb ferner im Jahr 1849 Injektionen der Hornhaut mittels Queksilber und Zinnober. Er fand hiermit bei grösseren Säugethieren eigenthümliche, nahe nebeneinander gelegene Röhren, in Bündeln gruppirt, welche sich wiederum in verschiedener Weise kreuzten. Diese Röhren konnte er aber beim Menschen, bei Katzen und bei kleineren Säugethieren kaum nachweisen, ihre Form und Anordnung passte sich so wenig den in der Hornhaut bekannten, morphologischen Gebilden an, dass spätere Autoren (His, Henle, Langhans) diese Injektionen verwarfen. In neuester Zeit macht Teichmann noch einige Angaben über sternförmige Figuren, welche er durch Injektionen der mensch-

---

[1]) W. Kühne. Ueber die peripherischen Endapparate der motorischen Nerven. Leipzig 1862.
[2]) Lectures on the parts concerned in the operations on the eye etc. S. 13.

lichen Cornea erhielt; doch gelangte er nicht zur Ent-
scheidung, ob dieselben Kunstprodukte oder zu den Lymphgefässen in Beziehung standen; ihre Ausläufer erschienen
ihm zu weit, um sie als Hornhautkörperchcn aufzufassen;
die Bowman'schen tubes hält er unbedingt für Kunstprodukte.

Gleich die ersten Injektionen mit Quecksilber, welche
ich ebenso wie Bowman von einer feinen Stichöffnung
bald im centralen, bald im peripherischen Theil der Hornhaut anstellte, machten es mir wahrscheinlich, dass die
von Bowman erlangten Figuren nicht auf Zerreissung
zurückzuführen wären. Das Quecksilber verbreitete sich
in feinen geraden Linien, welche meist mit grosser Rasch-
heit anschossen, besonders wenn man durch leichtes
Streichen mit dem Skalpellheft auf der Hornhautoberfläche
die Fortbewegung beförderte. Der Druck war hierbei
wirklich nur gering, erst bei Verstärkung desselben, so
wie nach langer Dauer der Injektion entstanden grössere
Lücken in der Hornhaut, welche offenbar einer Zerreissung
zuzuschreiben waren. Diese liniären Figuren traten in
der von Bowman erwähnten Form beim Ochsen, Hammel,
Kalb, Schwein und Kaninchen hervor, sie zeigten hier dieselbe
Gestalt und Anordnung, als wässrige oder ölige Flüssigkeiten mit suspendirten, festen Körpern zur Injektion ver-
wendet wurden. Nur fand sich noch, dass Quecksilber,
namentlich aber ölige Flüssigkeiten viel weiter vordrangen,
als wässerige, selbst durch Zucker oder Gummi koncen-
trirte Massen. Das starke Aufquellen der Hornhautsubstanz durch letztere filtrirte nämlich nach einiger Zeit die färbenden Partikelchen von der Flüssigkeit vollständig ab und liess schliesslich bei sehr starkem
Druck nur noch letztere vorschreiten. — Ganz andere
Erscheinungen lieferten die Injektionen bei anderen Thieren.
Beim Meerschweinchen trat bei ganz geringem Druck

selbst ohne alles Streichen eine rasche Füllung fast der
ganzen Hornhaut ein, welche wiederum am raschesten
und am vollständigsten mittels öliger Substanzen erfolgte.
Sehr deutlich liess sich noch mit unbewaffnetem Auge
erkennen, dass anfangs die Injektion immer in einem
äusserst dichten und feinen Netzwerk fortrückte, welches
weiterhin einer ganz gleichmässigen Färbung Platz machte.
Ferner muss noch erwähnt werden, dass die Injektion,
wenn das Netzwerk an irgend einer Stelle den Hornhautrand erreicht hatte, sich zunächst längs der ganzen Peripherie fortsetzte. Ueber den Rand der Cornea trat bei
weiterer Injektion und geringer Steigerung des Druckes
die Masse in die Conjunctiva ein und veranlasste einen
gewissermassen ödematösen Zustand. Die Versuche bei
der Katze und beim Menschen (mehrjährigen Kindern und
Neugebornen) gaben im Ganzen ähnliche Resultate, nur
mit grösseren Schwierigkeiten. Auch trat hier der ödematöse Zustand der Conjunctiva, eben so wie bei den
früher erwähnten Säugethieren, erst ein nach starkem
Druck oder etwas energischem Streichen mittels des
Skalpellheftes.

Die mikroskopischen Untersuchungen der auf diese
Weise injicirten Hornhäute ergab Folgendes.

Flächenschnitte einer injicirten Cornea des Meerschweinchens boten ein netzartiges System von Kanälen,
welche durchschnittlich doppelt so weit waren wie ein
Froschkapillargefäss, an den Verbindungsstellen aber
sehr häufig eine rasche Verengerung zeigten, so dass die
Kommunikation oft nur durch schmale Kanäle hergestellt
wurde. Man überzeugte sich leicht, dass mehrere solcher
Kanalnetze über einander geschichtet waren, dass jedes
einzelne im Allgemeinen parallel der Oberfläche ausgespannt lag, dass aber hier und da schräg verlaufende
Aeste zwischen über einander gelegenen Systemen eine

Kommunikation herstellten. Nur in der unmittelbaren
Nähe des Stichkanals war ein solches Kanalsystem nicht
zu erkennen, hier vielmehr eine dichte Infiltration der
ganzen Substanz vorhanden. Senkrechte Schnitte ergaben
mit Ausnahme der letzterwähnten Stelle überall ganz genau die gewöhnlichen, schon so oft gezeichneten Bilder,
man sah die Injektionsmasse vollkommen scharf die bekannten Linien einhalten, welche meist horizontal verliefen, von Strecke zu Strecke Anschwellungen zeigten,
ausserdem aber auch durch schräge dünne Linien sich
verbanden, — kurz man konstatirte leicht, dass die sog. Intercellularsubstanz nirgends von Injektionsmasse durchsetzt
war; eine Verbreiterung der Linien im Gegensatz zu der nicht
injicirten Hornhaut hatte nur in geringem Grade statt gefunden. Die menschliche Hornhaut lieferte, mit Kobaltblau injicirt, im Ganzen dieselben mikroskopischen Bilder.
Nur erreichten die Kanäle zum grössten Theil weit geringere Dimensionen. Die senkrechten Schnitte boten
ein noch zierlicheres Bild, indem die blauen Linien
feiner als beim Meerschweinchen waren und zugleich
wegen der Feinheit der Injektionsmasse äusserst scharf
hervortraten. An ihnen war es mittels veränderter Einstellung
des Mikroskops leicht zu konstatiren, dass sehr feine
Linien, bisweilen sich verbreiternd, in die Tiefe stiegen,
ferner das viele gekreuzt über einander verliefen, ohne
sich zu verbinden.

Senkrechte, wie flache Schnitte der Meerschweinchenhornhaut zeigten, dass die Kanäle diesseits des Horn-
hautrandes etwas an Dimension zunahmen, dann
innerhalb des Randes, hauptsächlich aber im Uebergangs-
theil der Sklerotica ausserordentlich fein wurden, nur
wenige Körnchen der Injektionsmasse enthielten und viel-
fältig gekreuzt über einander verliefen. Diese grosse
Feinheit machte es begreiflich, dass in zahlreichen Injek-

tionen, sogar am Rande der Hornhaut angestellt, die ein-
gebrachte Masse innerhalb der Sklerotica nur sehr wenig
fortdrang und selbst in die so wenig resistente Conjunctiva nur bei längerem Druck eintrat, wenngleich ein
direkter Zusammenhang der Kanäle in dem Uebergangs-
theil der Sklera und den unteren Schichten der ihn bedeckenden Conjunctiva deutlich nachzuweisen war.

Ganz anders verhielten sich die injicirten Hornhäute
der zuerst erwähnten Thiere. Hier zeigten sich, ganz
wie Bowman beschreibt, dicht neben einander und einander parallel gelegene, ebenfalls weite Röhren, welche
meist gradlinig oft auf weite Strecken fortliefen und nur
selten Querverbindungen unter einander besassen. Jedoch liess sich nicht nur am Rande der Injektion mittels
flacher Schnitte feststellen, dass ein gefüllter Kanal sich
stets genau in einen natürlich um Vieles schmäleren,
nicht injicirten fortsetzte, sondern es zeigten auch die
senkrechten Schnitte, innerhalb der mässig injicirten Stellen,
ähnlich wie beim Menschen und Meerschweinchen, die
Intercellularschichten frei von aller Injektionsmasse.

Bei der Froschhornhaut gelingen diese Injektionen
nur in sehr geringer Ausdehnung. Aus dem Stichkanal
bildet sich hier gewöhnlich ein weiter Sack, welcher die
Injektionsmasse rasch an die Oberfläche treten lässt. An
den Rändern dieses Sackes kann man aber das Eindringen der Substanz in gerade Kanäle konstatiren, welche
im Wesentlichen mit denen des Ochsen etc. übereinstimmen.

In der Nähe des Stichkanals war, wie erwähnt, auch
die Grundsubstanz mit den injicirten Körnchen impräg-
nirt. Doch erschien auch dieses Eindringen von jenem
Kanälchen aus zu erfolgen und zwar in ganz bestimmten
feinen, parallelen, geraden Linien, welche dicht neben
einander senkrecht von den Kanälchen austraten. Sollten

diese Linien vielleicht Zwischenräumen zwischen den Fibrillen der Grundsubstanz (Rollet[1]) entsprechen? eine Frage, welche ich um so mehr aufwerfen muss, als ich auch an Silberpräparaten der Hornhaut mit starken, scharfen Vergrösserungen bisweilen die braun gefärbte Grundsubstanz mit ganz feinen, dunkler gefärbten Linien, welche ähnlich den obigen angeordnet waren, durchzogen fand.

Schliesslich will ich noch bemerken, dass ich in den Kanälchen der Hornhaut eines Meerschweinchens, innerhalb der Injektionsmasse, welche relativ wenig Körnchen enthielt, Schollen, ähnlich den bei den Silberpräparaten erwähnten, erkennen konnte, und einmal sogar eine derselben einen Kern zu führen schien.

Nach diesen Resultaten kann es wohl nicht mehr zweifelhaft sein, dass die Injektionsmasse sich wenigstens zunächst innerhalb der Kanäle der Hornhaut fortschiebt. Hierbei erfolgt eine starke Dilatation der letzteren und zwar der Art, dass sie sich in den Augen des Meerschweinchens und Menschen über alle Kanälchen in ziemlich gleichem Grade erstreckt, bei den übrigen erwähnten Säugethieren dagegen nur einzelne auswählt. Diese Auswahl hält sich an bestimmte Richtungen, es folgt daraus, dass die Widerstände von Seiten der begränzenden Gewebstheile bei einzelnen Kanälchen geringer sind, als bei anderen. Auch durch pathologische Prozesse ist die grosse Dilatationsfähigkeit der Kanälchen zu erweisen, ja die hier erhaltenen Formen stimmen sogar vollständig mit den oben geschilderten überein. Hierfür geben die Zeichnungen von His sehr schöne Belege. Nicht nur zeigen seine Zeichnungen von fettiger Trübung der Hornhautkörperchen (Taf. VI. Fig. 4 u. 6) bei Arcus senilis die

---

[1] Rollet. Ueber die Substantia propria corneae.

oben von Menschen geschilderten netzförmigen, Figuren,
sondern auch die Wucherungen nach Reizung der Kaninchenhornhaut gaben Bilder (Taf. IV. Fig. 5 u. 6), welche
den Bowman'schen Figuren sehr ähnlich sind. Hierher
sind auch die spindelförmigen, aus Körnchen bestehenden
Gebilde Taf. III. Fig. 7 zu rechnen, welche wahrscheinlich
von einer Blutextravasation herrührten.

Wir kommen somit mittels der geschilderten Injek-
tionsresultate zu dem Schlusse, dass die Hornhautkanälchen
ausserordentlich dilatationsfähig schon unter normalen
Verhältnissen sind, nicht blos, wie His angiebt, in pathologischen Prozessen.

Es muss sich nun die weitere Frage erheben: besitzen die Kanäle selbstständige Wandungen? Schon His
giebt an der angeführten Stelle zu, dass die kolossale
Dilatation in Folge der Injektion, falls letztere wirklich
innerhalb der Kanälchen fortschreitet, gegen eine Membran sprechen würde, weil letztere sonst eine undenkbare
Dehnbarkeit besitzen müsste. Meine vielfältigen Macera-
tionsversuche lieferten negative Resultate. His hat zwar
verästelte Gebilde isolirt, doch keineswegs grössere Strecken
des Kanalnetzes. Die Zerbröcklung der von mir mace-
rirten Hornhautsubstanz erfolgte nach dem Verlauf der
Kanälchen. Ferner ist zu berücksichtigen, dass bei den
Injektionen an den Stellen, wo eine Imprägnation der
Grundsubstanz selbst erfolgte, die Injektionsmasse aus
den Kanälchen nicht an einer einzelnen, sondern an vielen
Stellen unmittelbar neben einander eingedrungen war.
Alle diese Umstände machen es unwahrscheinlich, dass
an den Hornhautkanälchen im Allgemeinen eine besondere Membran existirt. Im Cornealrande und in der
Sklera war aber eine ähnliche Dilatation selbst bei dem
grössten Injektionsdruck nicht zu erreichen; hier würde
daher entweder die ganze Grundsubstanz eine grössere

Derbheit als in der Cornea besitzen oder an den Kanälchen eine Membran existiren müssen.

Besitzen nun diese Kanälchen wenigstens zum Theil
keine Membranen, wo bleiben dann die Hornhautkörperchen? wird man fragen. Meiner Meinung nach haben wir
die oben erwähnten Schollen, welche eine besondere Ver-
wandtschaft zum Karmin besitzen, als die Hornhautkörperchen aufzufassen, als diejenigen Zellen, welche bei den
entzündlichen Prozessen wuchern und durch Theilungen
zu den bekannten Bildern Veranlassung gaben. Diese
Auffassung wird durch die Untersuchung der frischen
Froschhornhaut in Hühnereiweiss, Glaskörper oder Hu-
mor aqueus ganz besonders unterstützt. Man nimmt
mittels guter Mikroskope in der Hornhaut der Sommerfrösche ganz feine Linien wahr, welche ein Netzwerk
bilden, übereinstimmend mit dem oben beschriebenen; in
den Linien liegen bisweilen kleine glänzende Körnchen.
Bei Winterfröschen tritt dagegen jenes Netz deutlicher
hervor, da hier die einzelnen Kanälchen oft sehr dicht
mit ziemlich grossen, blassen Körnchen gefüllt sind; letztere verschwinden durch Wasserzusatz, treten ausserdem
durch Anwendung eines gelinden, kontinuirlichen Druckes
an dem Schnittrand hervor und laufen hier zu grösseren
Tropfen zusammen, welche ganz das optische Verhalten
der bekannten sog. Eiweisstropfen darbieten. Nach diesem
Austritt geben die Hornhautkanälchen auch der Winter-
frösche ein ähnliches mikroskopisches Bild wie die der
Sommerfrösche. In den breiten Knotenpunkten des
Netzes sieht man stark glänzende sehr scharf
begränzte Körper, welche theils rund, theils elliptisch
bisweilen einen kurzen, glänzenden Ausläufer in die feineren Kanälchen aussenden, die Anschwellung des Knotenpunktes gewöhnlich vollständig ausfüllen und im Innern
keine weiteren Bestandtheile erkennen lassen. Lässt man

jetzt einen ziemlich schwachen, unterbrochenen Strom einige Sekunden wirken, so wird das Gebilde plötzlich matt und feinkörnig, schiebt Fortsätze in die Kanälchen auf eine kurze Strecke fort und lässt alsdann deutlich im Innern einen leicht ovalen, nur ganz schwach granulirten, blassen Kern, kleiner als ein menschliches Blutkörperchen, hervortreten.[1]) Wir erkennen hier somit ein Phänomen, welches sich den bekannten Erscheinungen an den Pigmentzellen des Frosches (Virchow und Lothar Meyer) und des Chamälcon (Brücke) anreiht. Da nun diese Bewegung nur an den innerhalb der Kanäle gelegenen Körperchen vor sich geht, da letztere durch ihren Glanz und durch die scharfen Begränzungslinien sich sehr deutlich gegen die Hornhautkanälchen absetzen, da sie endlich kleine Kerne im Innern führen, so glaube ich, dass wir sie als die zelligen Elemente, als die eigentlichen Hornhautkörperchen, betrachten müssen.

Die Erscheinungen bei den Wucherungsprozessen in der Hornhaut würden sich dieser Anschauungsweise sehr leicht anpassen. Sämmtliche Untersucher (His, Förster, Rindfleisch, Langhans, Schweigger) stimmen darin überein, dass bei entzündlichen Affektionen der Hornhaut zunächst junge Zellen in dem dilatirten Knotenpunkte der Hornhautkanäle auftreten und zwar so, dass letztere ihrer ganzen Ausdehnung und Form nach fortbestehn. Keiner von den bisherigen Forschern beobachtete einen direkten Uebergang der Konturen des Balkenwerks in die Begränzungslinien der neugebildeten Zellen. His und nach ihm Schweigger haben sogar konstatirt, dass die Wucherungszellen entstehen im Innern der sternförmigen Figuren. Liegen nun die Hornhautkörperchen im Innern der Sterne, so haben wir

---

[1]) S. Comptes rendus 1862 Bd. LV.

nicht nöthig, hier mit His eine endogene Entstehung der neuen Zellen anzunehmen. Die von His[1]) isolirten etwas verästelten Gebilde würden wahrscheinlich als die eben beschriebenen Hornhautkörperchen, nicht als Theile des Kanalsystems betrachtet werden müssen, und zwar wären sie alsdann in einem Zustande isolirt, wo sie Fortsätze in die feinen Kanälchen fortgeschoben hatten. — Auch unsere Kenntnisse von dem Verhalten der Hornhautelemente während ihrer Entwicklung würden der obigen Auffassung nicht entgegenstehn. Allerdings wäre eine weitere Erforschung an Silberpräparaten zur Erledigung der Frage sehr wünschenswerth, ob nur die eben beschriebenen Körper von Zellen abstammen und das Kanalsystem sich innerhalb der Grundsubstanz ausbildet. Ich kann nur angeben, dass das Kanalsystem bei einem viermonatlichen menschlichen Fötus vollständig existirte, sich aber durch die mehr gleichmässige Weite von den Formen beim Neugebornen unterschied.

Wir würden somit zu dem Resultat kommen, dass der bindegewebige Theil der Hornhaut ein System von Kanälen trägt, welche einer starken Dilatation fähig sind, eine eigene Membran bis jetzt nicht erkennen lassen und in ihrem Lumen die zelligen Elemente, die Hornhautkörperchen, bergen. Hiernach muss ich zur schärferen Scheidung die Einführung einer besonderen Bezeichnung für jene Kanäle zweckmässig erachten und möchte ihnen daher den Namen Saftkanälchen beilegen.

Virchow[1]) hat nun ebenfalls aufgestellt, dass „das „Bindegewebe aus einer Grundsubstanz bestehe, welche, „wie die Knochen- und Knorpelgrundsubstanz, Lücken,

---

[1]) Würzburger Verhandlungen Bd. 4 u. l. c.
[2]) Archiv f. pathol. Anatom. Bd. 5. S. 591.

„Höhlen oder Lakunen lässt, die wie die Knochen- und „Knorpelhöhlen von Zellen eingenommen werden." In dieser Beziehung würde also die Auffassung Virchow's mit dem Obigen übereinstimmen. Weiter lässt er aber die eingeschlossenen Zellen mit einander kommuniziren und dadurch also ein zweites Kanalsystem, das plasmatische, bilden. Diesem Punkte würde ich für die Hornhaut wenigstens nicht beipflichten können. Nach meiner Ansicht würden vielmehr die Ausläufer benachbarter Hornhautkörperchen nur unter Umständen an einander stossen, die plasmatischen Röhren aber in den Saftkanälchen gegeben sein.

Wenn ferner Henle[1]) die Hornhaut aus Lamellen gebildet und letztere durch eine Kittsubstanz verbunden sein lässt, welche in regelmässigen Abständen Lücken besitzen und dadurch die sternförmigen Figuren veranlassen soll, so glaube ich, nach den ohigen Injektionen eine solche lamelläre Struktur verwerfen zu dürfen. Die Injektionen schritten selbst bei ziemlich grossem Druck in den verschiedensten Tiefen noch immer innerhalb rundlicher Kanäle, nicht in Spalten fort, die Hornhautsubstanz, welche zwischen den Saftkanälchen ausgebreitet ist, kann also keinen erheblichen Konsistenzunterschied nach irgend einer Richtung besitzen. Dass bei einer Zerreissung der Hornhaut spaltförmige Lücken auftraten, dass an mikroskopischen, senkrechten Hornhautschnitten die einzelnen Schichten in der Oberfläche parallelen Linien aus einander weichen, erklärt sich hinreichend aus folgenden Umständen. Einerseits bilden bekanntlich die Saftkanälchen Systeme, welche parallel der Oberfläche verlaufen, andererseits sind, wie die Kombination der Bilder auf senkrechten und flachen Schnitten lehrt, die

---

[1]) Canstatt's Jahresbericht für 1852 Bd. I.

Kanälchen, namentlich die Dilatationen der Knotenpunkte senkrecht zur Oherfläche abgeplattet, es müssen somit in der der Oberfläche parallelen Richtung die Widerstände geringer sein, als in jeder andern. Wir brauchen also zur Erklärung der horizontalen Spaltbarkeit nicht noch anzunehmen, dass die Grundsubstanz, welche die Systeme der Saftkanälchen trägt, eine geringere Konsistenz besitzt, als diejenige, welche nur die sparsamen, schräg absteigenden Saftkanälchen einschliesst.

Bei den übrigen Körpertheilen, welche zu dem Bindegewebe gezählt werden, habe ich meine Erfahrungen hauptsächlich nur mittels der Silberimprägnation gesammelt, da sich der Anwendung der übrigen bei der Hornhaut gebrauchten Methoden erhebliche Schwierigkeiten entgegen stellten. Doch glaube ich die bei der Hornhaut gewonnenen Resultate zum grossen Theil übertragen zu dürfen.

2. Die Sehnen.

Die erste Wirkungsart der Silberimprägnation ruft an der eigentlichen Sehnensubstanz Bilder hervor, welche sehr erheblich von denjenigen differiren, die an der Oberfläche der Sehnen und an den Septen zwischen den Bündeln auftreten.

Trägt man Längsschnitte der Sehnen von Erwachsenen (Achillessehne) in die Silberlösung ein, so zeigen sich im Innern der Sehne an den Fascikeln Saftkanälchen, welche von denen der Hornhaut nicht unbedeutend abweichen. Sie sind spärlicher im Verhältniss zur Grundsubstanz, verlaufen zum grössten Theile parallel der Längsachse, doch existiren auch deutliche Queranastomosen zwischen ihnen, die Dilatationen ihrer Knotenpunkte liegen in beträchtlicheren. Abständen von einander; die Maschen des

Fig. IV.

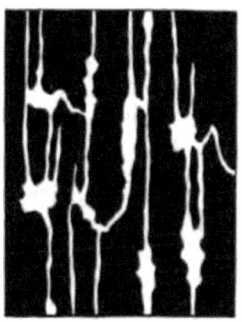

Netzwerkes werden auf diese Weise sehr lang gezogen. Auch hier sind die Dilatationen senkrecht zur Oberfläche abgeplattet, wie sich deutlich an solchen erkennen liess, welche zum Beobachter schräg standen oder vollständig von der Kante gesehen wurden. — An den Sehnen von Neugebornen oder von jungen Thieren sind die Kanälchen dagegen viel kürzer, die Dilatationen liegen in Längsreihen näher an einander. Bei jungen Kaninchen rücken viele fast bis zur Verschmelzung zusammen, so dass nur noch eine schmale Brücke bleibt. Da querverlaufende Saftkanälchen auch hier nur in geringer Zahl vorkommen, so treten die hintereinander gelegenen Dilatationen so in den Vordergrund, dass oft auf den ersten Blick nur Reihen rundlicher Räume, ähnlich den Knorpelhöhlen, zu existiren scheinen. Erst eine genauere Beobachtung lässt die Verbindung, die Anastomosen zwischen den einzelnen erkennen. Ich konnte mich nun an solchen jungen Kaninchensehnen überzeugen, dass innerhalb dieser Räume deutlich abgegränzte, isolirbare, rundliche Zellen mit Kernen vorhanden

Fig. IV. Saftkanäle der Achillessehne des erwachsenen Menschen, Silberpräparat Vergr. 350.

waren. An älteren Sehnen nahm ich in den Dilatationen nur Kerne wahr, welche besonders an den von der Kante gesehenen eine stäbchenförmige Gestalt besassen. — Während im Innern junger Kaninchensehnen jene aus Dilatationen gebildeten Längsreihen der Quere nach in ziemlich regelmässigen Abständen von einander liegen, treten sie an der Oberfläche in sämmtlichen Sehnen kontinuirlich auf, so dass hier die Grundsubstanz im Verhältniss zu den Lücken fast ganz verschwindet und nur schmale sich kreuzende Scheidewände bildet. (Fig. V.) Aber auch hier kann man noch erkennen,

Fig. V.

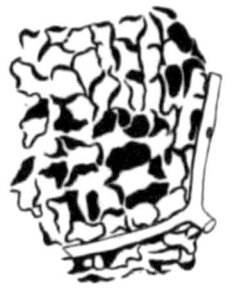

dass letztere stellenweise Durchbrechungen zeigen, und sich so Kommunikationen zwischen den Lücken herstellen. Die den Scheidewänden entsprechenden braunen Linien bilden aber oft ein so regelmässiges Netzwerk, dass die grösste Aehnlichkeit mit den Bildern entsteht, welche wir bereits bei den Epithelien kennen gelernt haben. Da nun in diesen Lücken ebenfalls Zellen existiren, so könnte man mit Recht die Frage aufwerfen, ob nicht diese Schichten der Sehnen auch als epitheliale aufzufassen wären. In der That hat bereits Henle, welcher die dichte Anordnung

Fig. V. Saftkanäle der Sehnenhülle mit einem Blutkapillargefäss, die Grundsubstanz gefärbt, die Kanäle farblos. Vergr. 350.

der Zellen an dieser Stelle zuerst erkannte, eine ähnliche
Ansicht ausgesprochen. Hiergegen spricht indess der
Umstand, dass gerade Silberpräparate die schönsten Blutgefässe, oft ein ziemlich enges Netzwerk von Kapillaren,
aber auch Arterien und Venen, erkennen lassen. Lymphgefässe habe ich hier noch nicht zu Gesicht bekommen.

3. Die fibrösen Häute.

Die Dura zeigt grosse Verschiedenheiten bei den
verschiedenen Thieren. Die äussere Fläche des Kaninchens und Meerschweinchens lässt durch die Silberimprägnation Figuren hervortreten, welche mit den eben erwähnten an der Oberfläche der Sehnen vollständig übereinstimmen. Auch das Periost von anderen Knochen
bietet denselben Reichthum an dicht gedrängten Zellen
mit spärlicher Grundsubstanz. An der Innenfläche der
harten Hirnhaut des Kaninchens erkennt man dagegen
nach der Applikation der Silberlösung unmittelbar unter
einem kleinzelligen Epithel eine sehr unregelmässige Beschaffenheit des Saftkanalsystems An einzelnen Stellen
ähneln die Figuren den Formen an der Hornhaut, an anderen Stellen drängen sich die Anschwellungen der Knotenpunkte sehr dicht zusammen, überall zeichnen sie sich
aber durch die grossen Dimensionen aus, welche gewöhnlich selbst die in den inneren Schichten der Hornhaut vorkommenden erheblich übersteigen. Im Innern der Dura
zwischen den sehnigen Zügen wird dagegen die Anordnung
der Saftkanäle regelmässiger, die Dilatationen liegen in be-
deutenden Abständen von einander, und sind kleiner als an
der Oberfläche, so dass das Netz der grossentheils parallel den Bindegewebsbündeln vorlaufenden Saftkanälchen
in den Vordergrund tritt. Im Allgemeinen werden hierdurch die Bilder aus dem Innern der Dura denjenigen

sehr ähnlich, welche wir in der Tiefe der Sehnen kennen
gelernt haben, nur ist dort der langmaschige Karakter des
Saftkanalsystems nicht in demselben Masse ausgeprägt.
Die harte Hirnhaut des Hundes und Menschen bietet in
den mittleren Schichten ganz dieselben Verhältnisse, wie
die des Kaninchens, die innerste Schicht besitzt eine
regelmässige Anordnung der wenig engeren Dilationen;
dagegen lässt namentlich die Dura des Hundes auf der
äusseren Fläche einen äusserst zierlichen Plexus von
kleinen Venen auftreten, in dessen relativ engen Maschen
die Saftkanälchen ein ziemlich regelmässiges System bilden,
welches mit dem der Hornhaut übereinstimmt. Beim
Kaninchen und Meerschweinchen habe ich trotz vieler
Untersuchungen niemals etwas wahrgenommen, was an
Lymphgefässe erinnern konnte. In den innern Schichten
der Dura des Menschen, auch des Hundes, sah ich Gefässe, deren lymphatische Natur ich für wahrscheinlich
halten muss.

Der tendinöse Theil des Zwerchfells verhält sich der
Dura ähnlich; namentlich ist das Saftkanalsystem in den
tiefern Schichten zwischen den sehnigen Bündeln dem
der mittleren Schichten der Dura vollständig analog.
Die oberflächlichen, serösen Schichten zeigen ein zier-
liches engmaschiges Netzwerk oft mit erheblichen Dilatationen einzelner Kanälchen (Taf. II. Fig. 1 u. 2). — Auch das
Saftkanalsystem der Sklera bietet eine grosse Uebereinstimmung mit dem der mittleren Schichten der Dura;
allerdings ist die Anordnung etwas unregelmässiger, da
der Verlauf der Kanälchen und die Abplattung der Dilationen wahrscheinlich überall an den fibrösen Häuten
zu dem Verlauf der Bindegewebsbündel in einer gewissen
Beziehung steht, und letztere in der Sklera sich bekanntlich vielfach durchkreuzen.

4. Die Schleimhäute.

Das Saftkanalsystem der Schleimhäute zeichnet sich dadurch aus, dass fast sämmtliche Kanälchen sehr weit, die Grundsubstanz sehr gering ist; die Dilatationen der Knotenpunkte sind dagegen relativ wenig ausgesprochen. Gewöhnlich ist das Netzwerk ziemlich regelmässig, die Maschen häufig rundlich. Wegen dieses Umstandes hat es mich, namentlich an den unmittelbar unter dem Epithel gelegenen Schichten, viel Mühe gekostet, zu entscheiden, ob die Kerne der eingeschlossenen Zellen gefärbt waren oder die Grundsubstanz. In den tieferen, submukösen Schichten sind die Maschen weit grösser, aber das Netzwerk noch immer regelmässig, die Dilatationen der Knotenpunkte relativ beträchtlicher.

Grosse Differenzen an den Schleimhäuten der verschiedenen Körperregionen oder der verschiedenen Thiergattungen habe ich nicht konstatiren können.

Vorzugsweise habe ich die Schleimhaut des Auges, des Darmes und der Harnblase vom Kaninchen untersucht. An letzterem Organ sind die Dilatationen der Knotenpunkte noch am deutlichsten, man erhält daher ein regelmässiges aus sternförmigen Figuren zusammengesetztes Netzwerk. Die Darmzotten zeigen sehr unregelmässige Formen der Kanälchen, ausserdem zeichnen sie sich durch eine beträchtliche Breite, namentlich auch vor den in der Mucosa selbst gelegenen, aus. Die Saftkanälchen der obersten Schicht der Conjunctiva bilden ein sehr dichtes Netz, in den tieferen Schichten rücken sie weiter auseinander. In den submukösen Schichten sah ich einige Male die Grundsubstanz der Maschen nicht gleichmässig braun gefärbt, sondern durch dunklere, meist parallel, bisweilen radiär gestellte Striche in einzelne Abtheilungen zerfällt. Wahrscheinlich deuten diese Streifungen auf eine

nicht gleichmässige, sondern säulen- oder bündelartige
Anordnung der Grundsubstanz hin, eine Kittsubstanz
zwischen den Säulen mag vielleicht eine grössere Ver-
wandtschaft zum Silber besitzen als die eigentliche Binde-
gewebssubstanz selbst.

In der Urethra, den Ureteren, dem Uterus, der Scheide,
an der Vorderseite der Iris sah ich unmittelbar unter dem
Epithel ein Saftkanalsystem, welches dem in der oberen
Schicht der Conjunctiva in vielen Punkten gleich kam.

5. Das umhüllende Bindegewebe.

Die Fascien zeigen je nach der verschiedenen Konsistenz auch ein differentes Verhalten der Saftkanäle, auf
eine genauere Untersuchung habe ich mich nicht eingelassen.

Sehr zierliche Bilder erhielt ich an dem Perimy-

Fig. VI.

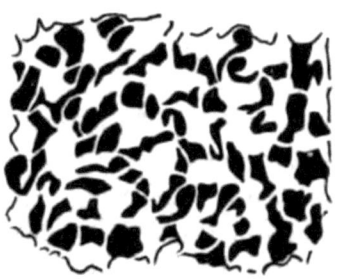

sium. Die Dilatationen der Knotenpunkte besitzen eine
erhebliche Weite und eine sehr unregelmässige Gestalt,
die Kanäle selbst sind kurz und schmal, die Maschen
sehr eng.

Fig. VI. Saftkanälchen des Perimysium vom M. transv. abdom.
des Kaninchen, die Grundsubstanz gefärbt, die Kanäle farblos.
Vergr. 350.

Das Perineurium (Neurilemm) trägt ebenfalls sehr breite Dilatationen, die einzelnen Kanäle sind aber weiter, die Maschen im Allgemeinen etwas grösser, als beim Perimysium.

6. Die äussere Haut und die sog. elastischen Fasern.

In der Cutis und im Unterhautgewebe habe ich keine vollständig abschliessenden Resultate erzielen können. An ersterer erhielt ich nur diffuse, braune Färbungen der ganzen Substanz. In letzterer blieben bisweilen die elastischen Fasern ungefärbt. In anderen Fällen hatte sich die Grundsubstanz gar nicht gefärbt, dagegen traten in den elastischen Fasern von Strecke zu Strecke schwarze Körnchen hervor, welche sich scharf an die Begränzungslinien derselben hielten.

Noch schöner zeigte sich dieser schwarze Niederschlag an den elastischen Fasern der subserösen Schichten der Pleura und des Peritoneun, eben so schöne Formen erhielt ich aber an der Oberfläche der chordae tendineae eines Hundes. (Fig. VII. 500 fache Vergröss.) Man sah

Fig. VII.

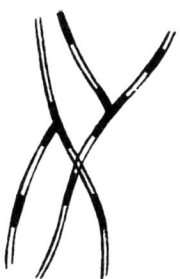

die elastischen Fasern von Strecke zu Strecke besetzt mit schwarzen Stäbchen, welche stets an den Seiten, wie

an den Enden ganz scharf begränzt waren. Ihre Breite
kam der der Fasern meist vollständig gleich, niemals
sah ich sie breiter als letztere. Ferner liess sich an dem
Steg der Theilungsstellen der Fasern feststellen, dass stets
die verästelten Stäbchen ganz scharf zugespitzte Winkel
bildeten, nicht etwa eine Abrundung an diesen Stellen
vorhanden war. Diese Umstände bewiesen, dass der
schwarze Silberniederschlag gewiss nicht auf der Aussen-
fläche der Fasern abgelagert war. Selbst starke Vergrösserung liess aber nicht erkennen, dass die Gränzlinien
der Fasern von den Rändern der schwarzen Stäbchen ab-
standen. Entweder lagen sie also in der Substanz solider
Fasern oder in dem Lumen von Kanälchen, welche eine
äusserst dünne Membran besitzen. Ich bin geneigt, letzteres anzunehmen; hierfür spricht die scharfe Abstum-
pfung der Stäbchenenden und der absolute Mangel einer
Färbung an den vom Niederschlag freien Theile der
Fasern. Weiterhin zeigte das sonstige elastische Gewebe,
die elastischen Fasern des Nackenbandes, die elastischen
Häute eine durchaus geringe Neigung, Silber aufzunehmen.
Entsprechend früheren Ausführungen würde also jener
intensiv schwarze Niederschlag auf ein Hohlsein der erwähnten elastischen Fasern hindeuten; allerdings ist es
mir bis jetzt nicht gelungen, die Stäbchen innerhalb der
Fasern fortzuschieben. Auch Frey[1]) hat sich für ein
Hohlsein der elastischen Fasern des Unterhautgewebes
ausgesprochen, da er an Karminpräparaten durch Essigsäure einen Niederschlag von Karminkörnern in ihnen
hervorrief.

　　Im Allgemeinen bilden nun die elastischen Fasern
in dem Unterhautfettgewebe, der Submucosa und Sub-
serosa Netze, welche in der Form an die Netze der Saft-

---

[1]) Frey. Histologie und Histochemie.

kanäle mancher Körperregionen erinnern, stellenweise
sieht man in ihnen kernartige Gebilde, an jenen Präparaten der chordae tendineae sassen bisweilen seitlich an
den Fasern mit dem Silberniederschlag gefüllte Verdick-
ungen, endlich findet man in den jüngeren Stadien in
den erwähnten Geweben keine Fasern, sondern nur junge
Zellen. Alle diese Umstände machen es wahrscheinlich,
dass die erwähnten elastischen Fasern, falls ihre Hohlheit konstatirt wäre, den Saftkanälchen analog zu setzen
sind. Wir würden sie ' allerdings in so fern als
eine besondere Art von Saftkanälchen anfzufassen haben,
als hier eine eigene Membran das Lumen von der Grundsubstanz trennte. Diese Membran würde dann analog
der Knorpelkapsel, wenn man will, sekundär sein. Mit
dieser Auffassung schliesse ich mich im Wesentlichen
H. Müller[1]) an, welcher, auf Untersuchungen der Cho-
rioidea gestützt, die Entwicklung der elastischen Fasern
erklärbar findet, „sobald man die elastische Hülle der
Bindegewebskörperchen der Kapsel der Knorpelzellen
analog setzt," und die eigenthümlichen, vielleicht mem-
branlosen Zellen des Bindegewebes im Innern jener elastischen Hüllen sucht.

Natürlich würde aber aus dem Obigen nicht folgen,
dass allen sog. elastischen Fasern ein Kanal zuzuschreiben
ist. An den Fasern der gelben Bänder und der Blutgefäss-
häute habe ich keine den obigen ähnliche Erscheinungen wahrgenommen. Nachweislich existiren auch zellige
Gebilde zwischen denselben (H. Müller, Kölliker[1]),
ebenso wie neben den Knorpelzellen der Netz- und Faser-
knorpel die Fasern in der Intercellularsubstanz. Henle
und Kölliker[2]) behaupten daher wohl mit Recht, dass ein

---

1) Würzburger Verhandlungen Bd. 10. S. 132.
2) A. Kölliker. Neue Untersuchungen über die Entwicklung
des Bindegewebes. Würzb. 1861.

Theil der als elastische Fasern bezeichneten Gebilde nicht
aus Zellen direkt hervorgeht, sondern in der Grundsubstanz sich bildet.

———

Wir hatten bei der Hornhaut die starke Dilatirbar-
keit der Saftkanäle kennen gelernt. Es folgt daraus, dass
sie auch im lebenden Körper eine je nach dem Füllungs-
zustande veränderliche Weite besitzen müssen. Wenn
ich daher auch weit entfernt bin, die an den Silberpräparaten zu Tage tretenden Dimensionen als konstant, ja
auch nur als sicheres Maass der mittleren Weite während
des Lebens anzusprechen, so ergiebt sich doch mit
Sicherheit aus den obigen Betrachtungen, dass die Saftkanälchen der verschiedenen Bindesubstanzen in ihrer
Form und Anordnung äusserst grosse Verschiedenheiten
zeigen. Wir fanden auf der einen Seite rundliche Lücken
in der Grundsubstanz, welche nur spärliche Verbindungen
mit einander eingehn, also den Knorpelhöhlen noch sehr
nahe stehen, auf der anderen Seite ausgebildete Röhren-
systeme, zum Theil sogar wohl mit eigenen Membranen.
Während in ersteren die zelligen Elemente (Bindegewebskörperchen) sehr reichlich sind, würden sie in letzteren
immer mehr zurücktreten, das System dadurch immer
mehr nur der einfachen Saftleitung dienen. Während
ferner der Knorpel mit jener Art vom Bindegewebe in
Analogie zu setzen wäre, würde bei den Knochenkanäl-
chen das Röhrensystem sich mehr in den Vordergrund
stellen. Da Virchow und Hoppe aus den Knochen
die schönsten Kanalsysteme isolirt haben, so würde ich
sogar annehmen, dass diese den Saftkanälchen analoge, mit
besonderen Membranen versehene Röhren bilden, welche
die eigentlichen zelligen Elemente noch einschliessen.

Ferner hatten wir bei der Hornhaut gesehn, dass die
Form jedes einzelnen, in die Saftkanälchen eingeschlos-

senen Körperchens selbst in ganz indifferenten Medien
veränderlich ist, wir haben daher wohl das Recht, auch
während des Lebens eine solche Inkonstanz der Form
zu vermuthen. Es geht daraus weiter hervor, dass wir,
wenn wir bei der Untersuchung der verschiedenen Glieder
der Bindesubstanzen differente Formen der Zellen an-
treffen, diesen Umstand nicht als ein Hauptmoment zur
Unterscheidung ansprechen dürfen. In den sonstigen
Eigenschaften, namentlich in dem Verhalten des Protoplasma und des Kernes zu chemischen Agentien, scheinen
nun die Bindegewebskörperchen mit den Lymphkörperchen,
farblosen Blutkörperchen und Eiterkörperchen wesentlich
übereinzustimmen. Da Häckel bekanntlich an den weissen
Elementen des Blutes spontane Formveränderungen wahrnahm, so würden die Bewegungserscheinungen der Hornhautkörperchen nach Applikation des elektrischen Stromes
nur dazu dienen, diese Analogie noch vollkommener zu
machen. Ist aber diese Uebereinstimmung wirklich
vorhanden, so zwingt uns dieser Umstand, in unseren Schlüssen nach Präparaten von Bindesubstanzen,
welche starken Agentien ausgesetzt waren, in Bezug
auf die Bindegewebskörperchen sehr vorsichtig zu sein.
Wenn die Lymphe schon nach einfacher Verringerung
der Koncentration nur noch nackte Kernen erkennen
lässt, so gilt jene Vorschrift für die Bindegewebskörperchen besonders hinsichtlich der Frage, ob bloss Kerne oder
Kerne mit Protoplasma und Membran in den Saftkanälchen
irgend welcher Lokalität existiren. So wie bei den Lymphkörperchen in Folge der grösseren Vorsicht der Untersucher
die nackten Kerne auf ein Minimum reducirt sind, ebenso
wird auch wohl beim Bindegewebe der Annahme nackter
Kerne (Henle) im fertigen Bindegewebe an den meisten
Stellen jeder Boden entzogen werden.

Dass die Beschaffenheit der Bindegewebszellen in den

verschiedenen Lebensaltern different sein kann, soll hiermit keineswegs geläugnet werden. Auch will ich den
Zellen der verschiedenen Lokalitäten keineswegs vollkommen dieselben Eigenschaften vindiciren. Der Zelleninhalt wird Pigment aufnehmen können, ebenso wie die
Lymphzellen der Milz, er wird sich mit kleinen und grösseren Fettkörperchen füllen können, eben so wie die
Zellen der Rippen- und Kehlkopfsknorpel, ja die Fetttropfen können schliesslich die ganze Zelle einnehmen
und die bekannten Fettzellen bilden, ebenso wie die
Zellen des Knochenmarks.

Ursprung der Lymphgefässe,

Verbindung ihrer feinsten Aeste mit den Saftkanälchen.

Hinsichtlich des Anfanges der Lymph- und Chylusgefässe waren die Ansichten der älteren Anatomen sehr verschieden. Diese Verschiedenheit ging mit den Differenzen in den Auffassungen über die Beschaffenheit und Endigungsweise der kleinsten Arterien und Venen Hand in Hand. Zunächst ging man von der Ansicht aus, dass Transsudation, wie Resorption nur mittels feiner Oeffnungen erfolgen könne. Demnach behauptete Hermann Boerhave, dass die Arterien in so feine Gefässe auslaufen, dass sie nur noch Lymphe, kein Blut mehr führen könnten. Diese Gefässe (lymphatische Arterien, *vasa neuro-lymphatica des Vieussens, vasa serosa*) sollten sowohl in den Körperhöhlen, als im Innern der verschiedenen Organe endigen und wiederum endlich in die Venen zurückführen. Die Anhänger dieser Auffassung hielten die Behauptung des Alterthums aufrecht, dass die Absorption mittels der Venen erfolge. Man stützte sich hierbei hauptsächlich auf eine Beobachtung von Kaaw Boerhave, welcher Wasser, in den Magen und Darm eines todten Hundes gespritzt, durch die Venen fortfliessen sah, so wie ferner auf die Injektionen Meckel's, welcher die Venen der Harnblase, der Samenbläschen und der Brüste durch Injektionen in die Kavitäten dieser Theile füllte.

5

Da man nun ferner nach Injektionen der Blutgefässe bisweilen die Lymphgefässe angefüllt fand (Nuck), so
glaubte man sich berechtigt, letztere ebenfalls aus den
serösen Gefässen, indirekt aus den Blutgefässen hervorgehn zu lassen. Endlich glaubte Lieberkühn an den
Darmzotten eine Höhle, die sog. Ampullula, nachweisen
zu können, welche einerseits durch eine kleine Oeffnung mit
dem Darm, andererseits direkt mit den Blut- und Chylusgefässen zusammenhing. John Hunter erschütterte alle
diese Ansichten durch die Behauptung, dass zur Erklärung der Transsudation und Sekretion sog. unor-
ganische Poren in den Wandungen der Blutgefässe ge-
nügten. Ihm schloss sich Mascagni[1] an, nachdem er sich
von dem kontinuirlichen Uebergang des Blutes aus den
Arterien in die Venen überzeugt hatte. Cruikshank
trat der Annahme unorganischer Poren entgegen, behauptete aber, in Uebereinstimmung mit Hunter und Mascagni, dass die Venen nicht resorbiren, sondern nur
die Lymph- und Chylusgefässe. Nach der Ansicht dieser
drei Autoren sollte nun die Aufsaugung, „von allen in-
wendigen und auswendigen Höhlen und Oberflächen des
Körpers" mittelst feiner Oeffnungen (organischer Poren)
in den Wandungen der Saugadern geschehn, welche Cruikshank an den mit Chylus gefüllten Darmzotten mikroskopisch sogar wahrzunehmen glaubte; weiter sollten die
Lymphgefässe von allen Binnenräumen in den Geweben,
von den sog. Zellen, ihren Ursprung nehmen.

Im Anfange dieses Jahrhunderts geschah wenig zur
Feststellung des Anfangs der Lymphgefässe. Von phy-
siologischer Seite wurde allerdings die Hunter'sche Ansicht, dass die Resorption nur dem Lymphgefässsystem

---

[1] William Cruikshank's und Paul Mascagni's Geschichte
und Beschreibung der Saugadern des menschlichen Körpers, über-
setzt von Christ. Fried. Ludwig. Leipzig 1789.

zuzuschreiben sei, als zu exklusiv erwiesen (Tiedemann
und Gmelin), ja von Magendie sogar die entgegen-
gesetzte Ansicht wieder aufgenommen. Die anatomischen
Arbeiten dagegen beschäftigten sich hauptsächlich nur
mit den grösseren Lymphgefässen. Erst Fohmann,
welcher zuerst die Injektion der Lymphgefässe vom Gewebe aus als besondere Methode aufstellte, wandte jener
Frage wieder einige Aufmerksamkeit zu.

Doch traten schärfer formulirte Ansichten erst in den
dreissiger Jahren hervor, seitdem man anfing, mit stärkeren Vergrösserungen die Gewebe zu untersuchen.
Hauptsächlich studirte man die Lymphgefässanfänge an
den Darmzotten und übertrug die hier gewonnenen Ansichten auf die übrigen Körpertheile. Henle fand
zunächst in der Achse der menschlichen Zotten ein
mit Chylus gefülltes Stämmchen, welches sich durch
kolbige Anschwellungen auszeichnete; er betrachtete dasselbe als wandungslos und liess es mit den Lücken
des Zottengewebes direkt zusammenhängen. · Hierauf beob-
achteten Krause und E. H. Weber eine eigenthümliche
netzförmige Anordnung der Chyluströpfchen in dem Zottenstroma, so dass jenes Lymphgefässstämmchen sich in viele
feine Aeste aufzulösen schien. Später lieferten Goodsir
und Funke Abbildungen, welche ebenfalls einen netzförmigen Ursprung der Chylusgefässe in den Darmzotten
annehmen liessen; doch ergab sich bald (Brücke und
Virchow), dass diese als Chyluskapillaren angesprochenen
Figuren den Blutgefässen angehörten, welche mit weissen,
albuminösen, von zersetztem Blut herrührenden Massen
gefüllt waren. Auch jene von Krause und Weber
gesehenen Netze suchte man als Blutkapillaren hinzustellen,
welche Fetttröpfchen resorbirt haben sollten; man neigte
sich hiernach der Ansicht zu, dass ausser jenem central
in den Zotten gelegenen Kolben, welcher je nach der

Breite der Zotte ein- oder mehrfach sein konnte, keine
feineren Chylusgefässe existirten. Kölliker schrieb diesem
Kolben eine besondere Membran zu und entschied sich für
die Geschlossenheit derselben. Hinsichtlich der Lymphgefässe huldigte er in Folge einer Beobachtung an lymphatischen Gefässen eines menschlichen Larynx derselben Idee[1]).
Brücke[2]) trat dieser Anschauung entgegen, sprach den
kolbigen Chylusgefässen der Darmzotten eine besondere Membran ab und wiess die absolute Nothwendigkeit
nach, zur Erklärung der Fettresorption eine offene Kommunikation der Chylusgefässe mit dem Darmlumen, zur
Erklärung des Lymphstromes den Zusammenhang der
Lymphgefässe mit den Interstitien des Bindegewebes
anzunehmen.

Schon früher konstatirte Kölliker[3]) in dem
Schwanz der Froschlarven mit Lymphzellen gefüllte
Gefässe, welche sich durch spitze Zacken und Ausläufer
auszeichneten und mit besonderen, von den übrigen sternförmigen Bindegewebselementen wohl unterscheidbaren
Embryonalzellen in Verbindung traten. Aehnliche zackige
Elemente kommunicirten mit den jungen Blutgefässen, und
demgemäss behauptete Kölliker die Entwickelung der
Blut- wie der Lymphkapillaren aus diesen Bildungen. Diese
Beobachtung Kölliker's verwerthete Leydig zu einer
neuen Theorie. Indem er nämlich jene zackigen Zellen
den sternförmigen Bindegewebskörperchen Virchow's
gleichsetzte und ferner diese embryonalen Zustände auch
im entwickelten Körper fortbestehen liess, gelangte er zu
der Behauptung, es existiren keine anderen Lymphgefäss-

---

[1]) Mikroskopische Anatomie Bd. II, 2. Hälfte Seite 306.
[2]) Ueber Chylusgefässe und Resorpt. des Chyl. Wien. Denk-
schrift. 6. Bd.
[3]) Annales des sciences naturelles. Bd. 6, Serie III. 1846

anfänge, als die Bindegewebskörperchen. Da er nun aber
ferner die Blutkapillaren in manchen Organen den Bindegewebskörperchen gleichsetzte und damit eine offene
Kommunikation zwischen dem Blut- und Lymphgefässsystem möglich erscheinen liess, so entfernte er sich
sehr wesentlich von Brücke, welcher die Blutkapillaren
überall für geschlossen betrachtete. Auch Milne-Edwards[1]) vindicirt der Wand der Blutkapillaren kleine
Oeffnungen, welche bei dem gewöhnlichen Blutdruck nur
Blutplasma in die Bindegewebslakunen und von hier in
die Lymphgefässe durchtreten lassen. Er findet das Be-
dürfniss zu dieser Annahme hauptsächlich in den bekannten Experimenten von Herbst[2]), welcher nach der
Injektion von Blut und Milch in die Blutgefässe Blut- und
Milchkügelchen in den Lymphgefässen wiederfand. Weiter
schliesst sich Milne-Edwards dadurch, dass er an den
Lymphgefässwurzeln eine besondere Membran läugnet,
den Auffassungen Henle's, Brücke's und Leydig's
an. In neuester Zeit spricht sich Teichmann mit Ent-
schiedenheit wieder für ein vollkommenes Geschlossensein
der Lymphgefässanfänge, der Lymphkapillaren, aus. Er statuirt an letzteren eine besondere Membran, ähnlich der
der Blutkapillaren, welche er nach vielen vergeblichen
Versuchen an mikroskopischen Leberschnitten zu erkennen
glaubte. Die Lymphkapillaren bilden nach Teichmann entweder Netze oder beginnen direkt mit blinden Enden
(Darmzotten); im ersteren Falle ist der Anfang der Lymh-
gefässe in stärkeren Anschwellungen der Knotenpunkte
des Netzes, den sog. Saugaderzellen, zu suchen, welche
indess weit grösser als die Bindegewebskörperchen und

---

[1]) Leçons sur la physiologie et l'anatomie comparée 4 Band,
S. 550.
[2]) Gust. Herbst. Das Lymphgefässsystem und seine Verrich-
tung. Göttingen 1844.

daher mit letzteren entschieden nicht zu identificiren sind.
Endlich theilen in der allerjüngsten Zeit L u d w i g
und T o m s a[1]) (*Die Anfänge der Lymphgefässe im Hoden*)
vorläufig mit, dass die Lymphkapillaren des Hodens die
spalt- und sternförmigen Zwischenräume zwischen den
Samenkanälchen vollständig ausfüllen, mit einer eigenen
Membran versehen sind und zugleich die Blutkapillaren in
ihr Lumen aufnehmen.

_____

Zunächst muss ich hier daran erinnern, dass wir
früher (S. 17) schon die Thatsache kennen gelernt hatten,
dass auch die feinsten Aeste der Lymphgefässe noch
Epithel besitzen, nnd in dieser Beziehung also sehr wesentlich von den Kapillaren der Blutgefässe abweichen.

Ob diese Epithelschicht die von K ö l l i k e r an den
Chylusgefässen der Darmzotten des Kalbes aufgestellte
„deutliche, feine, anscheinend strukturlose Membran" bildet,
ob sie von T e i c h m a n n in mikroskopischen Injektionspräparaten an Rissstellen abgehoben wurde, oder ob hier
die trennende Schicht der letzte Rest des umgebenden
Gewebes war, vermag ich nicht zu entscheiden. K ö l -
l i k e r bringt keine Angabe über die Abgränzungen jener
Membran von der Umgebung, T e i c h m a n n konnte eine
solche nicht wahrnehmen; nur W. K r a u s e will dop-
pelte Kontuirung der Wand der Chylusgefässe erkannt
haben. Isolirungen der injicirten feinsten Gefässe gelangen T e i c h m a n n nicht, meine spärlichen Versuche
führten ebenfalls zu keinem Resultat. Hiernach muss es
wahrscheinlich erscheinen, dass jenes Epithel unmittelbar
auf dem begränzenden Bindegewebe aufsitzt. In diesem
Mangel einer Tunica propria würde alsdann ein zweiter

_____

[1]) Sitzungsberichte d. Wien. Akadem. der Wissensch. 23 Bd.

erheblicher Unterschied zwischen den feinsten Lymphgefässen und den Blutkapillaren liegen.

Bildet nun auch diese Epithelialschicht eine gewisse
Abgränzung des Lymphgefässlumen von der Umgebung, so ist damit eine direkte Kommunikation zwischen
beiden nicht ausgeschlossen, vielmehr glaube ich durch
direkte Beobachtungen beweisen zu können, dass die
Saftkanäle des Bindegewebes mit den Lymphgefässen zusammenhängen.

1. Nachdem ich konstatirt hatte, dass die Behandlung
der Gewebe mit Silberlösung sowohl die Saftkanäle, wie
die Lymphgefässe scharf hervortreten liess, war es kaum
mehr zweifelhaft, dass sich die Frage nach dem Zusammenhang zwischen beiden mit dieser Methode entscheiden
lassen musste. Ich suchte lange Zeit vergebens nach der
passenden Stelle im Körper. Zuerst glaubte ich an der
Dura des Hundes zum Ziel gelangen zu müssen, da hier
auf der äussern Fläche ein engmaschiges, regelmässiges,
mit Epithel versehenes Gefässnetz nebst den Saftkanälchen innerhalb seiner Maschen sehr schön hervortrat; aber
ich überzeugte mich durch Injektionen von den Arterien
und dem Sinus longitud. sup. aus, dass ich ein venöses
System vor mir hatte.*) — Hiernach fand ich, dass mit dem
Saftkanalsystem der Hornhaut (Frosch, Kaninchen u. s. w.)
verästelte Stämme in Zusammenhang stehn. Diese Verbindung geschieht theils mittels langer Ausläufer der feinsten Aeste, theils treten die Saftkanäle ganz direkt an
die stärkeren Stämme heran. Doch ergab die weitere

---

*) Anm. Die Füllung dieses Venenplexus gelingt von den Ar-
terien aus mit solcher Leichtigkeit, dass die Vermuthung eines
direkten Zusammenhanges beider ohne Vermittelung von Kapillaren
nahe liegt, ähnlich dem direkten Uebergang von Arterien in Venen
innerhalb drüsiger Organe, worauf in neuerer Zeit bekanntlich
Suquet aufmerksam gemacht hat.

Untersuchung, dass die stärksten Stämme nahe dem Horn-
hautrande ganz deutliche, doppelt konturirte Nervenfasern
enthielten. Sie stimmten in Vertheilung und Form mit
den von His beschriebenen, von W. Krause mit Unrecht
bezweifelten Nervenfasern überein. Immerhin war die·
Beobachtung interessant, dass die feinsten Nervenfasern der Hornhaut in Kanälen verlaufen, mit
welchen die Saftkanäle zusammenhängen.

Nach diesen vergeblichen Versuchen kehrte ich zum
Zwerchfell des Meerschweinchens zurück, bei welchen ich
früher schon einmal versprechende Präparate bekommen
hatte. Hier gelang es jetzt, bei genauer Einhaltung der
oben gegebenen Vorsichtsmaasregeln in grosser Zahl über-
zeugende Präparate zu produciren. Fig. 2 Taf. I. (schwache
Vergr.) diene dazu, um das Gefässnetz auf einer grösseren
Strecke zu zeigen. Dass hier Lymphgefässe, nicht Venen
vorlagen, bewies die Form der Gefässe, die Gestalt des Netzes;
um alle Zweifel zu zerstreuen, will ich aber noch hinzufügen, dass ich mich auch durch Injektionen von ihrer
lymphatischen Natur überzeugte. Fig. 1 Taf. II (starke
Vergrösserung) zeigt das Einmünden der Saftkanälchen an
mehreren Stellen, andere unmittelbar an das Lymphgefäss
herantretende Kanälchen lassen eine Verbindung nicht
wahrnehmen, wahrscheinlich weil die Oeffnung verlegt
oder nicht am Seitenrande des Gefässes vorhanden war.
An vielen Stellen solcher Silberpräparate sieht man deutlich die Saftkanälchen zu dem mit Epithel versehenen
Lymphgefässanfängen zusammenfliessen oder, wenn man
lieber will, die Grundsubstanz vermindert und die Lücken
bis zum Verschmelzen relativ erweitert (Fig. 2 Taf. II.).

An anderen Organen habe ich ebenfalls den Uebergang der Saftkanäle in die Lymphgefässe mit Sicherheit wahrnehmen können. Aber die Ungleichmässig-
keit der Silberwirkung verhinderte es, diesen Uebergang,

namentlich die Anbildung der Lymphgefässe aus den
Saftkanälen in grösserer Ausdehnung zu überblicken.

2. Weiter war es nun meine Aufgabe, durch Injektionen den Zusammenhang zu erweisen. Da die Feinheit
der Saftkanäle wahrscheinlich einen nicht unbedeutenden
Druck erforderte, letzterer aber, um Extravasation zu vermeiden, eine gewisse Gleichmässigkeit besitzen musste,
so wählte ich zunächst die Lymphsäcke des Frosch-
schenkels, von deren lymphatischer Natur ich mir den
oben geführten Beweis verschafft hatte.

Es gelang mir, mittels frisch gefälltem Berliner Blau, in
Wasser suspendirtem Karmin, endlich auch mit aufge-
schwemmtem Chromoxyd das sehr regelmässige Saftkanalsystem, welches die Fascien der Ober- und Unterschenkel-
muskeln durchzieht, anzufüllen. Diese Injektionen wurden
zum Theil unter dem Druck einer Quecksilbelsäule gemacht,
welche in einem Uförmig gebogenem Glasrohr die Masse vor
sich her trieb und längere Zeit auf gleichem Niveau gehalten
wurde. Verletzungen der erwähnten Fascien bei der Einführung der Kanüle wurden auf das Sorgfältigste ver-
mieden. Die Anfüllung der feinen Kanälchen war auch
zu gleichmässig über die ganze Fascie ausgebreitet, ferner
sind diese Membranen zu dünn, um zu der Annahme zu be-
rechtigen, dass die Substanz auf nicht natürlichen Wegen
eingedrungen wäre. Die Epithelien dieser Häute im-
prägniren sich bei diesen Injektionen, namentlich mit dem
Berliner Blau sehr stark, man muss sie daher durch leises
Pinseln und Abspülen vor der mikroskopischen Besichtigung
entfernen. Man könnte nun an solchen Präparaten zu der Vermuthung kommen, dass die Injektionsmasse nur in Furchen
gelegen sei, welche auf der Oberfläche dieser Fascien, in
jenen regelmässigen, an den meisten Stellen nahe zu
rechteckigen Figuren angeordnet wären. Allein die genauere Untersuchung mittels starker Vergrösserung er-

giebt, dass die injicirten Kanäle, besonders die feineren, in verschiedenen Ebenen über einander liegen, dass ferner häufig neben den Körnern der Injektionsmasse in den Knotenpunkten kernartige Gebilde zu erkennen sind. Ich muss noch erwähnen, dass an den dichter gefüllten Stellen die Injektionsmasse die sehr scharfen Begränzungslinien der Kanäle nicht genau einhielt, sondern in die Grundsubstanz so eingedrungen war, dass die Körnchen unmittelbar neben den Kanälchen und ihrer ganzen Länge nach am dichtesten lagerten. Diese gleichmässige Art der Infiltration dürfte für die Annahme sprechen, dass auch hier die Saftkanälchen keine besondern Wandungen besitzen.

Bei diesen Injektionen bestand aber mein eigentlicher Zweck darin, die Endäste der Lymphgefässe in der Schenkelhaut und ihre Beziehung zu den Pigmentzellen der Cutis aufzufinden, welche L e y d i g als pigmenthaltige Bindegewebskörperchen bezeichnete. Meine Injektionsversuche mit wässrigen Flüssigkeiten wurden auf die verschiedenste Weise variirt, immer schwitzte eine farblose Flüssigkeit durch, die suspendirten Körner waren in der Haut nur selten und dann nur zerstreut in ganz unregelmässiger Anordnung nachzuweisen. Ich verliess daher diese Versuche und kehrte erst zu ihnen zurück, nachdem ich bei den Injektionen der Hornhaut das starke Anschwellen des Gewebes durch wässrige Injektionsmassen kennen gelernt hatte. Und wirklich gelangte ich jetzt durch Anwendung von Leinöl mit Kobaltblau zum Ziel. Die Resultate hinsichtlich der Lymphgefässstämme sind bereits oben mitgetheilt. Hier habe ich nur noch hinzuzufügen, dass viel leichter als jene Stämmchen in den oberen, weicheren Schichten der Cutis dichte, blau injicirte Netze (s. S. 27) zum Vorschein kamen, welche nicht nur in der Verästelung, sondern auch in der Weite so vollständig mit den bekannten Pigmentfiguren

übereinstimmten, dass an der Identität nicht mehr zu
zweifeln war. Ich will aber noch ausdrücklich hinzufügen, dass man die blauen Massen unmittelbar neben
den Pigmentkörnen nicht nur in der Längsrichtung, sondern auch in der Quere der Kanäle wahrnahm. Hieraus
geht hervor, dass in den oberen Schichten der Cutis ein
mit den Lymphgefässen kommunicirendes Saftkanalsystem
existirt, welches an vielen Stellen mit pigmentirten Massen
(Bindegewebskörperchen) gleichsam in Form einer natürlichen Injektion angefüllt ist. Senkrechte Schnitte ergaben, dass die Injektion aber nicht nur das Saftkanalsystem in dem äusseren, pigmentirten Lager erfüllt hatte,
sondern auch in die derberen, pigmentlosen, tiefen Lager
der Lederhaut eingedrungen war. Am stärksten und zier-
lichsten war hier die Erfüllung der sternförmigen Saftkanäle innerhalb der Kuppel der papillären Bildungen;
in den tiefsten Schichten fand sich eine Füllung der horizontal und einander parallel laufenden Kanäle nur an
stärker injicirten Stellen und auch dann nur spärlich.*)

Es wurde schon S. 26 erwähnt, dass in der Schwimmhaut feine Aestchen injicirt wurden, welche enger als
die Blutkapillaren waren, sie stimmten hinsichtlich der

---

*) Anm. Ich glaube bei dieser Gelegenheit die Bemerkung nicht
unterdrücken zu dürfen, dass trotz der inmensen Feinheit der suspendirten Kobaltkörnchen dennoch bisweilen in jene Kanalnetze nur
das gelbe Leinöl eingedrungen war, dass ferner die bei längerer
Fortsetzung des Druckes an der äussern Oberfläche der Haut her-
vortretenden Fetttröpfchen ebenfalls von der blauen Farbe oft vollkommen befreit waren. Es hatte also eine Filtration stattgefunden,
ein Umstand, welcher zeigt, dass flüssiges Fett noch durch Membranen
hindurchzudringen vermag, welche selbst äusserst feine, feste Körper
zurückhalten. Bekanntlich hat man nun sehr häufig Versuche über
die Aufnahme fester Substanzen durch die unverletzten Schleimhäute
angestellt, um daraus Schlüsse auf die Fettresorption zu machen.
Derartige Analogieschlüsse bei negativen Resultaten müssen nach diesen
Erscheinungen, welche auch bei den oben angeführten Injektionen der
Hornhäute hervortraten, in einem sehr zweifelhaften Lichte erscheinen.

Dimension, so wie nach ihrer Form und Anordnung
mit den pigmentirten Figuren der Cutis überein. Auch
sie glaube ich daher für Saftkanäle halten zu dürfen,
wenn ich gleich eine Kommunikation mit den Pigmentzellen an diesem Orte nicht beobachtet habe.

Es lag mir nun ferner ob, an inneren Organen ebenfalls den Zusammenhang der Saftkanäle und Lymphgefässe
festzustellen. Hier wandte ich gewöhnlich Leinöl mit
Kremser Weiss zu den Injektionen an, da diese Kompo-
sition in Alkohol schnell erhärtet, und ferner eine Verwechslung der Injektionsmasse mit den schon an und für
sich in diesen Organen vorhandenen, spärlichen Pigmenten
nicht zu fürchten war. Injektionen der Lymphgefässe
der Froschharnblase liessen selbst bei einem mässigen,
aber einige Minuten fortgesetzten Druck, unmittelbar aus-
gehend von den feinsten Lymphstämmchen Figuren, auftreten,
welche wegen ihrer Regelmässigkeit als Theile eines feinen
Kanalsystems aufgefasst werden mussten. Allerdings habe
ich immer nur die den Lymphgefässen zunächst liegenden
Theile dieses Kanalsystems injicirt erhalten, da die Dünnheit der Harnblasenwand sehr leicht Rupturen entstehen
lässt und daher die Anwendung eines stärkeren Druckes
verbietet. Am ausgedehntesten waren solche Kanäle gefüllt, welche dss zwischen zwei etwas stärkeren Lymphgefässen verlaufende Blutgefäss überbrückten (Fig. 1 Taf. IV).
Sind diese feinen Kanäle als Saftkanäle aufzufassen? Einen
direkten Uebergang derselben in nicht gefüllte, sternförmige Figuren konnte ich nach der Erhärtung in Alkohol
nicht mehr nachweisen. Dennoch glaube ich, jene Frage
bejahen zu dürfen, da das Netz der Saftkanäle, welches
an Silberpräparaten zu Tage tritt, der Fig. 2 Taf. IV.
entspricht, ein Epithel aber bis in diese feinen Kanäle
hinein nicht zu verfolgen ist.

Man muss sich bei diesen Injektionen sehr in Acht

nehmen, dass die Injektionsmasse nicht die äussere oder innere Oberfläche der injicirten Stellen benetzt; eine vollständige Reinigung lässt sich nämlich ohne Gefahr für das Präparat schwer erreichen; entfernt man die übergelaufene Masse nicht, so bildet sie leicht nach der Erhärtung netzförmige Figuren, deren Verhältniss zu den Lymphgefässen bei der Dünnheit der Blasenwand selbst mittels starker Vergrösserung schwer zu eruiren ist.

Im Mesenterium des Frosches traten ähnliche Verhältnisse zu Tage, die Breite der injicirten Saftkanäle stimmte bei Anwendung eines geringen Druckes mit der an der Harnblase gefundenen ziemlich überein. Bei längerer Fortsetzung der Injektion füllte sich aber anfangs der dem Darm zunächst gelegene, später auch der übrige Theil eines Mesenterialsegments in solcher Ausdehnung, dass fast nur noch die Blutgefässe als durchsichtige Stellen zurückblieben. Diese Art der Anfüllung ist indess, wie mir scheint, noch immer sehr wohl zu unterscheiden von einer Extravasation, welche bei der oben beschriebenen Art der Injektion der Lymphgefässe so erfolgt, dass das Mesenterium in zwei Lamellen gespalten und dadurch ein Sack gebildet wird, der sich rasch bis zur Anheftungsstelle an den Darm fortsetzt. Auch der Umstand, dass die Blutkapillaren selbst innerhalb der am dichtesten injicirten Partieen von der Masse häufig nicht bedeckt waren, scheint mir dafür zu sprechen, dass eine Zerreissung nicht statt gefunden hatte. Ich glaube daher diese Erscheinung als eine künstliche Dilatation der Saftkanäle auffassen zu müssen, analog derjenigen, welche wir oben bei der Hornhaut der Säugethiere kennen gelernt haben. Am Darm selbst waren die Resultate der Injektionen weniger einfach. Von der Fläche gesehn, zeigte die Schleimhaut allerdings bisweilen sternförmige, aus den Körnchen der Injektionsmasse gebildete Figuren, welche

grössere Stämmchen mit einander verbanden, in den
meisten Fällen waren aber entweder nur die Lymphgefässe gefüllt, oder die ganze Schleimhaut dicht mit der
Injektionsmasse infiltrirt. Senkrechte Schnitte ergaben,
dass in dem letzteren Falle die Körnchen bis unter das
Epithel gedrungen waren, im ersteren Falle eine dünne
Schicht Bindegewebe die Gefässe von der Oberfläche
trennte.

Schliesslich muss ich noch eine bei diesen Injektionen der Mesenterial- und Harnblasengefässe ge-
machte Beobachtung erwähnen, welche meiner Auffassung gewiss sehr günstig ist. Legte man nämlich nach
einer prallen Füllung der Lymphgefässe die Präparate
in Alkohol, so drangen, während die Organe die bekannte
weisse Trübung annahmen, über den stärkeren Lymphgefässstämmen an der Oberfläche kleine, oft in Reihen
gestellte, gelbe, von der beigemischten Farbe befreite
Fetttröpfchen hervor; die Schrumpfung des Gewebes durch
den Alkohol veranlasste hier eine Filtration des Fettes
offenbar durch so feine Oeffnungen, dass an die künstliche Produktion derselben kaum gedacht werden kann.

Obwohl nun unsere früheren Betrachtungen an den
Saftkanälchen und den kleinsten Lymphgefässen des
Frosches einerseits und der Säugethiere andrerseits keinen
erheblichen Unterschied ergaben, obwohl daher eine
Uebertragung der `beim Frosch gefundenen Beziehung
zwischen Saftkanälen und Lymphgefässen gestattet sein
musste, suchte ich mir doch auch bei den Säugethieren
eine Injektion der Saftkanäle von den Lymphgefässen aus
zu verschaffen. Zudem besitzen wir in den Darmzotten
Gebilde, welche durch ihre Form und ihren Bau über-
haupt für diese Frage günstige Objekte liefern mussten.
Injicirt man die Lymphgefäse des Kaninchendarms mittels
eines Einstichs von der äussern Seite her und bedient

sich hierzu der Masse aus Leinöl und Blei oder Kobalt,
so füllen sich die Zotten sehr leicht. Oeffnet man den
Darm, so findet man häufig selbst nach Anwendung eines
sehr geringen Druckes kleine gefärbte Fetttröpfchen im
Darminhalt, man überzeugt sich bisweilen sogar, dass dieselben aus den oberen Theilen der kolbig geschwollenen
Zotten hervordringen. Teichmann, welcher ebenfalls
die Injektionsmasse im Darm wieder fand, glaubt sich
überführt zu haben, dass stets Zerreissungen stattgefunden
hatten. Ich muss gestehn, dass ich diesen Nachweis für
äusserst schwierig halte, will aber aus den obigen Erfahrungen nur konstatiren, dass selbst bei sehr geringem
Druck die Injektionsmasse in das Darmlumen dringen
kann. Trägt man nun nach hinreichender Erhärtung in
Weingeist die Zotten mit einem scharfen Rasirmesser ab,
so findet man die verschiedensten Grade der Füllung.
Man sieht einerseits Zotten, in welchen nur das centrale
Lymphgefäss strotzt, andrerseits solche, in welchen die
ganze Substanz vollständig mit der Masse durchsetzt ist,
so dass nur hier und da am Rande noch kleine Reste
Bindegewebe frei sind; weiter beobachtet man aber die
mannigfaltigsten Uebergänge zwischen beiden Formen.
In einigen Zotten ist unmittelbar neben dem deutlich er-
kennbaren Chylusgefäss an verschiedenen Stellen die
Masse in die Substanz der Zotte etwas eingedrungen,
ohne indess eine regelmässige Lagerung zu zeigen, in
andern aber ist eine gewisse Regelmässigkeit, eine Art
von netzförmiger Anordnung nicht zu verkennen (Fig. 2
Taf. III). Existirte an den Chylusgefässen der Zotten eine
geschlossene Membran, derber als das umgebendene Bindegewebe, so wäre die Injektionsmasse, im Fall sie durch
eine Ruptur dieser Membran in die Saftkanälchen der
Zotten eingedrungen wäre, in den meisten Fällen gewiss
auf dem kürzesten Wege, demjenigen, welcher den ge-

ringsten Widerstand bot, in das Darmlumen fortgeschritten,
ohne die Zottensubstanz, namentlich die häufig vorhandenen, schmalen Verlängerungen der Zottenspitze zu
durchsetzen. Weiter kann man sich aber durch Wälzen
der Zotte und verschiedene Einstellung des Mikroskops
sehr oft überzeugen, dass die Injektionsmasse in der
Zottensubstanz mit der in dem Chylusgefäss an mehreren
Stellen zusammenhängt, eine mehrfache Ruptur der Membran eines einzigen Gefässes wird aber wohl nur unter
äusserst günstigen Umständen vorkommen können. — Zu
diesen Untersuchungen eigenen sich die Darmzotten des
Kaninchens ganz besonders, da sie meist nur ein einziges, sehr weites Chylusgefäss besitzen, dessen Begränzungslinien daher innerhalb der injicirten Zottensubstanz
leicht zu verfolgen sind.

Mit diesem Resultat glaubte ich mich begnügen zu
dürfen; an fast allen andern Organen der höheren Wirbelthiere wird mittels Injektionen von den Lymphstämmen
aus wohl nur mit grossen Schwierigkeiten ein sicherer
Beweis für unsern obigen Satz erlangt werden können.

3. In der Hornhaut der Säugethiere hatte ich trotz
vielfältiger Untersuchung von Silberpräparaten keine Lymphgefässe nachweisen können. Das Einzige, was ich ausser
den oben erwähnten Nerven an Stämmen in den Hornhäuten noch beobachtete, waren die Reste der fötalen
Blutgefässe in Kalbsaugen, von Lymphgefässen wohl
unterschieden durch die dicke Wand und die geradlinige
Begränzung. Auch Teichmann gelang nur, ein Netz
kleiner Lymphgefässe eine kurze Strecke über den Rand
der Hornhaut zu verfolgen. Ich glaube es daher für mehr
als wahrscheinlich annehmen zu dürfen, dass Lymphgefässe in den centralen Theilen der Hornhaut nicht existiren.
Durch diese Eigenschaft musste aber die Hornhaut als
sehr geeignet erscheinen, um eine Injektion der Lymph-

gefässe von den Saftkanälen aus anzustellen. Man hatte
hier alsdann ja nicht den Einwand zu fürchten, dass durch
den Einstich die Lymphgefässe selbst verletzt worden
seien. Schon oben (S. 43) ist der gleichsam ödematöse Zustand erwähnt worden, welcher bei derartigen Injektionen
der Hornhaut an dem Rand der Conjunctiva hervortritt.
Hiernach ist ein Zusammenhang der Saftkanäle der Cornea
mit denen der Conjunctiva ziemlich sicher. Man kann
sich nun aber beim Menschen und Meerschweinchen überzeugen, dass, wenn man jede Berührung der betreffenden
Stelle der Conjunctiva vermeidet, entweder vor dem
ödematösen Zustand zuerst eine Füllung von kleinen Gefässen eintritt, welche durch knotige Anschwellungen ihre
lymphatische Natur verrathen, oder dass aus den ödematösen Stellen sich häufig stärkere, eben so beschaf-
fene Stämmchen innerhalb der Conjunctiva fortschieben.
Wenn nun auch dieser Umstand unseren Anforderungen
entspricht, so muss ich andererseits doch anführen, dass
ich in zwei Fällen beim Meerschweinchen von der Hornhaut aus ein Gefässnetz der Conjunctiva injicirte, welches
sich deutlich als Blutgefässsystem dokumentirte. Auch
beim Ochsen- und Kalbsauge ereignete sich dasselbe
(Bowman erhielt hier nur Blutgefässe) in Fällen, wo ich den
Stich bis in den Rand der Hornhaut geführt hatte, um
eine Füllung der Conjunctiva sicher zu erzielen. Wahrscheinlich war auch in jenen Fällen wegen der Kleinheit
der Meerschweinchenhornhaut ebenfalls eine Verletzung
der Blutgefässe am Rande derselben erfolgt.

Es sei gestattet hier noch anzufügen, dass bei einem
Kaninchenauge die Injektionsmasse innerhalb der Nerven-
stämme fortgerückt war, andrerseits an Kalbsaugen sich
bisweilen eine Anfüllung der fötalen Blutgefässe einstellte.

6

Betrachten wir nun auch die unter 3 aufgezählten
Fakta als nicht beweiskräftig, so erheben doch die zahlreichen der unter 1 u. 2 angeführten Momente die Behauptung zur Thatsache, dass das Saftkanalsystem
mit den feinsten Aesten der Lymphgefässe in
den von mir untersuchten Organen direkt kom-
municirt.

Es ist schon oben erwähnt, dass Brücke diesen
Uebergang der Lymphgefässe in die Bindegewebsräume
als ein absolutes Postulat hinstellt. Er bezieht sich dabei
unter Anderem auf die Thatsache, dass Erhöhung des
Blutdruckes (durch Injektionen von Blut, Milch oder Leim-
lösung) und eben so — wie schon den älteren Anatomen
bekannt war — künstliche arterielle Injektion, bald nach
dem Tode des Thieres angestellt, die deutlichste Anschwellung der Lymphgefässe hervorruft. Hauptsächlich stützt
er sich aber auf die Erscheinungen an den Zotten während
der Chylusaufnahme, wo man einen kontinuirlichen Zusammenhang der das Zottenstroma durchsetzenden und
der in dem centralen Kanal enthaltenen Chylusmassen
konstatiren kann. Ferner ist noch die Thatsache, dass
Injektionen der Lymphgefässe an vielen Organen mittels
eines Einstichs in das Gewebe mit grosser Sicherheit erfolgen, wiederholt angezogen werden, um eine Kommunikation der Bindegewebsinterstitien und Lymphgefässwurzeln zu beweisen. Teichmann sucht diese Erscheinung darauf zurückzuführen, dass eine direkte Verletzung
der Lymphgefässe statt gefunden habe. Immerhin bleibt
es sehr auffallend, dass eine Füllung der Blutgefässe auf
diesem Wege selten erreicht wird. Namentlich ist aber
hervorzuheben, dass bei allen Arten von Extravasationen
in lymphgefässhaltigen Theilen, mögen sie während des
Lebens oder während künstlicher Blutgefässinjektionen
entstanden seien, fast konstant das Lymphgefässnetz an-

schiesst. Würden letztere nun eine geschlossene Membran besitzen, so müssten sie durch die extravasirende Masse in den meisten Fällen komprimirt werden; sie würden sich nur füllen können, wenn sich der Riss bis in die Membran fortsetzte, und auch dann nur, wenn er sie partiell verletzte, nicht wenn er sich durch die ganze Peripherie des Rohres erstreckte. Wir sehn also, dass man sich auf sehr komplicirte Deutungsversuche jener Thatsachen einlassen müsste, wenn man den Uebergang der Saftkanäle des Bindegewebes in die Lymphgefässe nicht anerkennen wollte. Positive Argumente, welche gegen diesen Zusammenhang vorgebracht werden könnten, sind mir nicht bekannt.

Es erhebt sich nun die Frage: Ist diese Kommunikation so hergestellt, dass die Mündungen der Saftkanäle durch permeable Epithelzellen bedeckt sind, oder ist die Epithelialmembran mit Löchern versehn, welche den Mündungen der Saftkanäle entsprechen? Hinsichtlich dieser Frage sind meine Untersuchungen zu keinem Abschluss gediehn; jedoch will ich nicht unterdrücken, dass ich aus Gründen, deren Mittheilung ich mir noch vorbehalten muss, zu der zweiten Annahme hinneige. Diese Oeffnungen suche ich zwischen den einzelnen Epithelialzellen besonders an denjenigen Stellen, wo mehrere Zellen zusammenstossen. Eine ähnliche Beziehung zwischen den Epithelialzellen und den darunter liegenden Saftkanälchen könnte alsdann aber auch an den übrigen mit Epithel bekleideten Membranen, namentlich den Schleimhäuten, vorhanden sein.

Eine weitere Frage ist die nach dem Verhalten der Saftkanäle zu den Blutgefässen. Ich habe mich früher lange Zeit bemüht, mittels Injektionen möglichst feiner, unlöslicher Substanzen (besonders chinesischer Tusche) einen Zusammenhang zwischen beiden nachzuweisen und

hierzu vorzüglich die feinen in den Hornhautrand eindrin-
genden Blutstämmchen ausgewählt. Aber alle Versuche,
mit den verschiedensten Modifikationen angestellt, ergaben
vollständig negative Resultate. Ferner muss ich bemerken,
dass ich an zahlreichen Silberpräparaten aus den verschiedensten Körperregionen Kapillarnetze oft in der schönsten
Weise neben den Saftkanälen ausgeprägt fand, dass oft
die Saftkanälchen bis unmittelbar an die Gefässwand zu
verfolgen waren und hier häufig in parallel der Wand
verlaufende Verbreiterungen übergingen, dass aber eine
Kommunikation, ähnlich der bei den Lymphgefässen, mit
Sicherheit nirgends zu konstatiren war. Ich beziehe mich
hierbei besonders auf die Schleimhäute der Harnblase,
des Darmes und der Conjunctiva, da Leydig annimmt,
dass gerade in den Schleimhäuten das Blut aus den Arterien in Bahnen, identisch den sog. Bindegewebskörperchen, übergeht, indem er sich auf den Umstand stützt,
dass eine Isolirung von Blutkapillaren an den Schleimhäuten nicht gelingt. Ueberall in den erwähnten mucösen
Membranen bilden die Kapillaren ein Netz mit scharfer gerad-
liniger Begränzung der einzelnen Röhren, ohne die ge-
ringste Aehnlichkeit mit dem daneben gelegenen Netz der
Saftkanäle. In Betreff der Experimente von Herbst,
die Milne-Edwards in neuerer Zeit vernachlässigt
glaubt, kann ich mich nur der Auffassung Brücke's an-
schliessen, welcher den Uebertritt der Blutkügelchen auf
Extravasation in Folge der starken Erhöhung des Blutdrucks
zurückführt; ich motivire dieses zum Theil auch dadurch,
dass ich nach der Einführung von Milch in den Kreis-
lauf des Frosches (S. 22) niemals Milchkügelchen im
Bindegewebe oder den Lymphgefässen wahrnahm, wenn
selbst die Blutgefässe der untersuchten Organe von Milch
strotzten.

Stellenweise, namentlich am Darm, lagen die erwähnten,

unmittelbar neben und parallel der Kapillarmembran ver-
laufenden Verbreiterungen der Saftkanäle so nahe hinter
einander, dass es schien, als ob das Kapillarrohr im Lumen
der Saftkanäle verlief. Ist dieses richtig, so würde hier
ein ähnliches Verhältniss für die Blutkapillaren zu statuiren sein, wie wir es oben zwischen den Hornhautnerven
und den Saftkanälen kennen gelernt haben. Zudem wäre
es interessant, zwischen den Blutkapillaren und den Saftkanälen eine ähnliche Beziehung zu erhalten, wie zwischen
den grösseren Blut- und Lymphgefässen. Natürlich würde
auch bei den Saftkanälchen an vielen Strecken eine Verwachsung der Kapillarmembran mit der Grundsubstanz
zu statuiren sein, welche alsdann an den kleinsten Arterien und Venen, wo die Saftkanäle des umgebenden Bindegewebes auf die gewöhnlichen sternförmigen Figuren der
Adventitia reducirt werden, immer mehr zunehmen würde.

Kehren wir nach diesen Resultaten zu den früher
erwähnten Ansichten zurück, so können wir also, wenigstens in Betreff der untersuchten Organe, Teichmann
nicht beipflichten, wenn er sich für einen geschlossenen
Anfang der Chylus- und Lymphgefässe ausspricht; seine
Annahme des Ursprungs der Lymphgefässe in den sog.
Saugaderzellen erscheint überdies von vorn herein nicht frei
von Willkührlichkeit. Leydig's Hypothese, welche
eigentlich die alte Annahme der vasa serosa in ein mo-
dernes Gewand kleidete, ist hinsichtlich des Ueberganges
der Blutgefässe in die Bindegewebskörperchen, resp. die
Saftkanäle kaum haltbar. Dagegen wird die Richtigkeit
der Henle-Brücke'schen Auffassung und ebenso des anderen Theils der Leydig'schen Hypothese durch die obigen
Untersuchungen thatsächlich nachgewiesen. Auch die Annahme „organischer Poren" (Hunter, Cruikshank,
Mascagni) wird dadurch für die Wand der Lymphgefässe als richtig erkannt, zur vollständigen Verifikation

der Ansicht dieser Autoren bleibt noch der Nachweis erforderlich, dass die Saftkanäle andrerseits frei auf die
Oberflächen der Körperhöhlen führen. Dass die Aufnahme
ungelöster Fetttröpfchen in die Zottensubstanz, ferner das
Eindringen der Blutkörperchen in die unverletzte Darmschleimhaut, welches durch v. Wittich[1]) nachgewiesen
wurde, nur erklärbar wird, wenn man auch hier in der Epithelialmembran Oeffnungen statuirt, glaube ich gegenüber
der lebhaften Diskussion, welche in den verflossenen
Jahren über diesen Gegenstand geführt worden ist, kaum
noch anfügen zu dürfen.

  Ich habe mich nun bei meinen Untersuchungen auf
die Lymphgefässanfänge in den sog. parenchymatösen
Organen fast gar nicht eingelassen, da hier Schnitte zum
Studium nothwendig sind, und dadurch die Untersuchung
sowohl von Silber-, als von Injektionspräparaten bedeutend erschwert wird. Ich kann daher auch keine Angaben darüber machen, ob die bei den in Flächen aus-
gebreiteten Organen gewonnenen Resultate auf jene ohne
Weiteres zu übertragen sind. Eben so wenig vermag
ich über den von Ludwig und Tomsa beschriebenen
Beginn der Lymphgefässe im Innern des Hodens ein Ur-
theil abzugeben. Doch glaube ich vorläufig auch für die
parenchymatösen Organe supponiren zu müssen, dass in
den Endästen der Lymphgefässe ein Epithel existirt, nur
solche Kanäle, welche mit Epithel bekleidet sind, als
eigentlich lymphatische angesprochen werden können.

---

1) Virchow's Archiv. 11. Bd. S. 57.

Die Lymphdrüsen und Lymph-
follikel.

Die Struktur der Lymphdrüsen ist in den neueren
Werken von His, Frey und Teichmann einem so ge-
nauen Studium unterworfen worden, dass ich nur wenig
Neues mittheilen kann.

Untersuchungen, welche ich vor zwei Jahren an günstig erhärteten, mit Chylus gefüllten Mesenterialdrüsen anstellte, überzeugten mich schon damals, dass die kleinsten
vasa afferentia beim Eintritt in die Drüse in grosse Säcke
übergehn, dass letztere central durch die eigentliche
Drüsensubstanz ausgefüllt werden und somit dem eigentlichen Lymphstrom zunächst nur der pheripherische, gleichsam schalenförmige Raum der Säcke übrig bleibt. Diese
Säcke gingen nach innen aus der annähernd kugelförmigen
Gestalt wiederum in eine röhrenförmige über; doch gelang es mir nicht, über ihre Beziehung zum vas efferens
in's Klare zu kommen. Es freut mich daher, aus eige-
ner Anschauung die Darstellungen von His und Frey
in Bezug auf jene schalenförmigen Räume (Lymphsinus
His, Umhüllungsraum Frey) bestätigen zu können.

His und Frey konnten bei ihren Untersuchungen
in den Wänden der Lymphsinus die von O. Heyfelder
entdeckten glatten Muskelfasern auffinden, deren Existenz
früher schon Brücke bestätigt hatte. Teichmann ver-

misste indess diese Fasern. Zufolge einer vergleichenden
Untersuchung der Lymphdrüsen vom Menschen, Hund,
Schwein, Kaninchen, Kater, Pferd, Hammel und Rind
kann ich nun hinzufügen, dass kontraktile Faserzellen
zwar in allen Fällen nachzuweisen waren, dass aber die
drei letzterwähnten Thiere sich durch einen ausserordent-
lichen Reichthum auszeichnten; ja die Lymphdrüsen des
Rindes lieferten nach der Maceration die Salpetersäure
und Abpinselung ein nur aus glatten Muskelfasern gebil-
detes Gerüst, welches vielleicht auf die einfachste Weise
den Verlauf der Septen, resp. der Wände der Lymphsinus und Lymphröhren zu veranschaulichen im Stande war.

An den Lymphsinus konnte Frey ein Epithel nicht
konstatiren. Injicirt man nun Silberlösung vom vas affe-
rens aus, oder noch besser, legt man kleine, von dem umgebenden Gewebe befreite Lymphdrüsen in Silberlösung,
so lässt sich nachher nicht nur das vas affer. bis zu
seinem Eintritt in den Sinus an seinem Epithel verfolgen, sondern auch an der Innenfläche des Sinus ein
deutliches Epithel erkennen. Beide stimmen allerdings
nicht vollständig überein. Während jenes Epithel aus
gewöhnlich langgezogenen, mehr spindelförmigen Zellen
sich zusammensetzt, nimmt man hier einfach polygonale
Gestalten ohne Ueberwiegen irgend eines Durchmessers
wahr; dort wie hier sind aber die Begränzungslinien der
Zellen stark geschlängelt. Man würde nun einwenden
können, dass letztere Zellenschicht vielleicht das periphe-
rische Lager der Lymphkörperchen darstellte, allein die
beschriebenen Zellenformen besitzen eine viel bedeuten-
dere Grösse als die grössten Lymphkörperchen, und ferner
lässt sich die Drüsensubstanz aus den Follikeln auf einem
Schnitt durch Pinseln so ausschälen, dass stets das erwähnte
Epithel auf der Innenfläche der Sinuswand zurückbleibt.
Dieses Epithel liefert eine fernere Stütze der Auffassung,

nach welcher die Lymphsinus einfach dilatirte Lymphgefässe mit partieller Ausfüllung des Lumens durch Drüsensubstanz, die Lymphdrüsen ein einfaches Netzwerk von
sehr unregelmässig geformten Lymphgefässen darstellen.
Nachdem nun durch die oben erwähnten Untersuchungen die Verhältnisse der Lymphdrüsen sehr an Klar-
heit gewonnen haben, wird es von Wichtigkeit sein, die
Frage zu diskutiren, ob die solitären Follikel des Darms,
vielleicht auch die sonstigen lymphdrüsenartigen Bildungen (Zungenfollikel, Tonsillen etc.) ebenfalls die in neuerer
Zeit zu Tage geförderten Eigenschaften der einzelnen
Follikel der Lymphdrüsen zeigen. Bekanntlich war es
Brücke, welcher die Identität der Darm- und Lymph-
follikel zuerst behauptete. Er selbst konstatirte bereits
die Uebereinstimmung der mikroskopischen Elemente,
später wiess Kölliker auch in den Darmfollikeln das
von ihm in den Lymphdrüsen gefundene Retikulum nach.
Brücke glaubte aber, nur mit der Annahme einer besonderen
Beziehung der solitären Follikel zu den Lymphgefässen
seine Beobachtung, dass Injektionen von Terpentinöl in
die Darmhöhle bei starkem Druck die solitären Follikel
und Peyer'schen Plaques passirten und dann die Darm-
lymphgefässe anfüllten, erklären zu können. Eine solche
Verbindung der Lymphgefässe mit den Darmfollikeln
konnte indess Hyrtl bei den Vögeln, nach ihm Teichmann bei den Säugethieren nicht nachweisen, beide verwerfen daher die Brücke'sche Auffassung auf das Ent-
schiedenste. Henle sieht (nach der neuesten Lieferung
seiner *Anatomie des Menschen S. 58)* in diesen negativen In-
jektionsresultaten ebenfalls einen Beweis dafür, dass eine
Beziehung der Follikel (konglobirten Drüsen) zu den
Lymphgefässen fehlt. Er glaubt daher, seine frühere Ansicht, dass sie, wenn auch im Allgemeinen geschlossen,
zu gewissen Zeiten ihren Inhalt entleerten und den vor-

beipassirenden Massen beimengten, wieder aufnehmen zu
dürfen, allerdings mit der Modifikation, dass die Entlee-
rung nicht durch ein Bersten, sondern durch eine exfo-
liatio insensibilis der bedeckenden Schleimhaut und Ab-
bröckelung der Follikularsubstanz stattfinden soll. Für
Henle ist hiernach Aussicht vorhanden, auch dem folli-
kelreichen processus vermiformis endlich eine nützliche
Stellung in der Physiologie zu verschaffen und die Theorie
eines älteren Anatomen annehmbar zu machen, welcher
den Wurmfortsatz als Schmierbehälter zur Beseitigung
unangenehmer Hartleibigkeit betrachtete.

Durch Injektionen von sehr schwacher Silberlösung
mit Einführung der Kanüle an dem Rande eines Peyer'
schen Haufen des Kaninchendarms konnte ich mich nun
überzeugen, dass die Follikel wirklich zu Lymphgefässen
in enger Beziehung stehn, dass sie aber nicht, wie Teichmann und wahrscheinlich auch Hyrtl nachzuweisen
versucht hatten, mehrere Lymphgefässe in das Innere
aufnehmen, sondern dass je ein Follikal im Lumen
eines stark dilatirten Knotenpunktes des Lymphgefässnetzes gelegen ist, ganz wie der Lymphdrüsenfollikel
innerhalb des Lymphsinus. Es liess sich dieses Verhältniss um so leichter konstatiren, als auch hier das Epithel
von den an dem Knotenpunkt zusammenkommenden 4—5
Lymphgefässen auf das Allerdeutlichste über den ganzen
Follikel zu verfolgen war. Ob Stützfasern die Drüsensubstanz des Follikels mit der Epithel tragenden Wand
verbanden, habe ich nicht untersucht, eben so wenig kann
ich mit Bestimmtheit behaupten, dass die Follikularsubstanz stets allseitig von der Lymphgefässwand getrennt
ist; ich glaube vielmehr, dass hier eben so partielle Ver-
wachsungen vorkommen können, wie bei den Follikeln
der Lymphdrüsen. Dieses Resultat erklärt jene Erfahrung
von Brücke auf das Allereinfachste.

Die Ergebnisse der Injektionen Hyrtl's und Teichmann's können, da sie negativ sind, als Gegenbeweis
kaum aufgeführt werden. Zudem passen sich sogar die
Zeichnungen Teichmann's der obigen Darstellung sehr
wohl an. Wenigstens ist jeder einzelne Follikel seiner
Fig. 1 Taf. XIII., welche einen senkrechten Schnitt durch
den Kalbsdarm darstellt, so kontinuirlich an der ganzen
Peripherie von einem Lymphgefäss eingefasst, dass man
sich unwillkührlich der von His gegebenen Bilder des
Lymphsinus erinnert. Stellten in jener Figur die um-
kreisenden Lymphgefässe geschlängelte Röhren, wie
Teichmann will, nicht schalenförmige Räume dar, so
hätte der Schnitt doch an einzelnen Stellen das Rohr
schräg oder senkrecht treffen müssen. Ferner zeigt die
Fig. 2. Taf. XIV., dass die Submucosa des proc. vermiformis gerade an den Stellen der Follikel das dichteste
Netz von weiten Lymphgefässen trägt; diese Thatsache
musste auch schon auf eine besondere Beziehung beider
zu einander hinweisen.

Die übrigen Follikel tragenden Körpertheile habe ich
nicht untersucht. Indess sei die Bemerkung gestattet,
dass ich in der Harnblasen- und Darmschleimhaut des
Frosches wiederholt, aber nicht konstant, follikelähnliche
Körper, d. h. rundliche, etwa ½ mm dicke, dichte Zellen-
anhäufungen fand; nach Silberimprägnation konnte ich einmal an einem solchen Körper ein Epithel, ähnlich dem
der Lymphgefässe, erkennen.

Schlussbemerkungen.

— —

Wir haben in den vorliegenden Untersuchungen den Zusammenhang der Saftkkanälchen und Lymphgefässenden kennen gelernt. Man könnte nun hiernach veranlasst werden, erstere ganz allgemein als Lymphgefässwurzeln zu bezeichnen. Indess ist wohl zu berücksichtigen, dass wir in der Hornhaut uud in den Sehnen auf grosse Strecken Systeme von Saftkanälchen zu Gesicht bekommen, ohne bis jetzt eigentliche Lymphgefässe nachweisen zu können. Man wird daher immerhin den Saftkanälchen eine mehr selbstständige Stellung einräumen müssen.

Ludwig und Noll[1]), später Brücke haben deducirt, dass der Druck des Lymphstromes vom Blutdruck herrührt, dass letzterer die Triebkraft liefert, mittels welcher die Bewegung der Flüssigkeit in den Lymphgefässen und Bindegewebsräumen statt findet. Da nun Hornhaut und Sehnen an Blutgefässen sehr arm sind, so kann der Strom in ihren Saftkanälchen nur gering sein, und die Veränderung der in ihnen enthaltenen Flüssigkeit fast nur mittels der Osmose vor sich gehn.

Weiter haben wir schon bei der Schilderung des Zusammenhanges der Saftkanälchen mit den Lymphgefässen die Ansicht aufgestellt, dass die Lymphgefässenden durch

---

[1]) Henle's und Pfeuffer's Zeitschrift Bd. 9 S. 52.

ein Zusammenfliessen der Saftkanälchen entstehn. Diese
Anbildung können wir geschehn lassen durch eine Er-
weiterung der Saftkanälchen, resp. eine Verminderung der
Grundsubstanz; hierbei würden alsdann wahrscheinlich die
Bindegewebszellen zu den Epithelzellen der Lymphgefässe
umgewandelt werden. Wann werden aber die Bedingungen
für eine solche Dilatation und Verschmelzung der Saftkanälchen auftreten? Zunächst offenbar bei der Erhöhung des
Druckes, unter welchem der flüssige Inhalt der Saftkanälchen steht. Dieser Druck kann aber, da er vom Blutdruck abhängt, nur dort eine namhafte Höhe erreichen,
wo sich reichliche Blutgefässe entwickeln. Es steht mit
diesen Deduktionen im Einklange, dass wir den Reichthum an Lymphgefässen irgend eines Theils annähernd
proportional dem Blutreichthum finden, dass ferner keine
Lymphgefässe in solchen Geweben existiren, welche keine
Blutgefässe besitzen.

Dem Strome im Innern der Saftkanälchen müssen
sich aber, schon wegen der Unregelmässigkeit ihrer Form,
viel ungleichmässigere Widerstände entgegensetzen als
dem Blutstrom. Wenn es nun richtig ist, dass die Anbildung der Lymphgefässe, wenigstens in normalen Verhältnissen, von der Intensität jenes Stromes abhängig ist,
so begreift sich, dass die Form des Lymphgefässnetzes
irgend eines Organes viel variabler sein muss als die
des Blutgefässnetzes, dass wir an einem und demselben
Körpertheil nur mit Schwierigkeit konstante Eigenschaften
seiner Lymphgefässe auffinden können. Hierfür ist das In-
jektionspräparat des Froschmesenterium (Taf. V), in
welchem zwei neben einander gelegene Sektoren eine, ich
darf behaupten, nahe zu vollständige Füllung der Lymphgefässe zeigen, ein belegendes Beispiel. Diese Unbestän-
digkeit zeigt sich namentlich auch in dem Verhältniss der
grösseren Lymphgefässe zu den Blutgefässen. (S. Seite 30).

Ist nun jener Bildungsmodus der Lymphgefässe
wirklich vorhanden, so wird man zugeben, dass er auch
in excessiver Weise auftreten und zu sog. pathologischen
Bildungen führen kann. Findet die Dilatation und Verschmelzung der Saftkanälchen statt, ohne dass sich gleichzeitig eine direkte Verbindung mit den bereits vorhandenen Lymphgefässen herstellt, so müssen sich mit Epithel
bekleidete, cystische Räume im Bindegewebe bilden. Jene
Verbindung kann durch Vermehrung der Widerstände
in denjenigen Saftkanälchen verhindert werden, welche
zur Bildung der Kommunikation zu verwenden wären.
In der That finden wir Cystenbildungen, welche in diese
Kategorie zu bringen sein würden, am häufigsten in solchen
Fällen, wo ein Druck oder Zug von aussen mit hyperä-
mischen Zuständen gepaart ist. Ich brauche in dieser
Beziehung nur an die Schleimbeutel und die Cysten in
zottenartigen Verlängerungen des Peritoneum (besonders
der innern Genitalien) zu erinnern.

Dass Erweiterungen der Saftkanälchen durch Wucherung der Zellen im Innern ebenfalls auftreten, haben wir
früher schon erwähnt. In vielen neueren Zeichnungen
von Vermehrung der Bindegewebszellen (Billroth) begegnet man hierauf bezüglichen Bildern. Ich muss aber
anstehn, solchen dilatirten Schläuchen, auch wenn sie die
kleinsten Lymphgefässe an Weite übertreffen, ohne Weiteres diesen gleich zu stellen, da immer erst noch ein Epithel nachzuweisen wäre.

Da nun der Druck des Lymphstromes in den grösseren Lymphgefässen nach den Messungen von Ludwig und
Noll, so wie von Weiss. gar nicht unerheblich ist,
so lässt sich begreifen, dass die in den dilatirbaren Saftkanälchen enthaltenen Bindegewebszellen sehr leicht durch
den Lymphstrom mit fortgerissen werden und in ihm als
Lymphkörperchen auftreten können. Hiernach wird die

von Herbst, in neuerer Zeit auch von Teichmann
konstatirte Thatsache, dass in der Lymphe, schon bevor
sie die Lymphdrüsen passirt hat, Körperchen vorhanden
sind, sehr leicht verständlich. Eben so ist es hiernach
vollkommen begründet, wenn Virchow bei den verschiedenen Wucherungen im Bindegewebe eine Einfuhr der
neugebildeten Zellen in das Blut annimmt, zumal da die
bei diesen pathologischen Zuständen fast stets vorhanden
Hyperämie die Triebkraft des Lymphstromes in den Saftkanälchen noch steigern muss.

Nachtrag.

Während des Druckes der vorliegenden Abhandlung ging mir die neueste Arbeit von W. His[1]) *Untersuchungen über den Bau der Peyer'schen Drüsen und der Darmschleimhaut* zu. Die in derselben niedergelegten Thatsachen lassen sich meiner Meinung nach mit den obigen Resultaten sehr wohl vereinen.

An der Peripherie der Darmfollikel fand His ebenfalls eine spaltenförmige Verbreiterung (Sinus) der Lymphröhren. Weiter sah er an Pinselpräparaten die Schleimhaut aus einem Netzwerk von Bindegewebsbalken gebildet, in dessen Lücken Lymphkörperchen ähnliche Zellen lagern, innerhalb dieses Gewebes Blutgefässe und blind beginnende Lymphräume ohne eigene Membran. Die Form der letzteren bezeichnet er als spaltförmige nach den Bildern, welche er durch Flachschnitte gewann, und giebt daher auch ihnen den Namen „Schleimhautsinus."

Nach meinen Erfahrungen, ebenso nach den Teichmann'schen Injektionen muss ich indess behaupten, dass die Saugadern der Mucosa und Submucosa des Darmes, ebenso wie die der Schleimhäute der übrigen Körpertheile eine Röhrenform besitzen, der Name Sinus daher

---

1) Zeitschrift für wissenschaftl. Zoologie von v. Siebold und Kölliker. 11. Bd. 4. Heft. S. 416.

nicht anwendbar ist. — Wenn His ferner die Darmschleimhaut hinsichtlich ihres Baues der Follikularsubstanz
der Lymphdrüsen gleichstellt, so kann ich ihm nur zum
Theil beipflichten. Allerdings sind die Bindegewebszellen
in der Darmschleimhaut sehr reichlich, bisweilen fast so
zahlreich wie die Lymphkörperchen in den Follikeln;
allerdings sind die Saftkanälchen der Darmschleimhaut
sehr weit, ihre Maschen sehr eng, und somit das Bindegewebe, welches letztere einnimmt, im Verhältniss zu den
Dimensionen der Kanälchen gering; letzteres bildet aber
immer noch, wie Silberpräparate zeigen, platte Wände,
nicht jene runden Bälkchen, welche das Retikulum der
Lymphdrüsen zusammensetzen.

Bei den von His gezeichneten Pinselpräparaten hat
hat man wohl zu berücksichtigen, dass sie an Schnitten
gewonnen wurden, und dass wahrscheinlich durch eine
Erhärtung in Alkohol das weiche Schleimhautbindegewebe
stark geschrumpft war. Wenn ich demnach auch nicht
zugeben kann, dass die Bezeichnung des Darmschleimhaut-
gewebes als „adenoide Substanz" gerechtfertigt ist,
so will ich doch gern anerkennen, dass der Unterschied
zwischen Schleimhaut und Follikulargewebe nur ein gra-
dueller ist. Da mit jeder Vermehrung der Bindegewebskörperchen die Saftkanälchen dilatirt, resp. die Grundsubstanz vermindert wird, so kann, glaube ich, diese Verminderung unter Umständen so weit gehn, dass die Binde-
substanz auf die runden Bälkchen des follikulären Re-
kulum reducirt wird.

Zur Unterstützung dieses Satzes brauche ich nur auf
die Untersuchungen der lymphatischen Heerde bei der
Leukämie, namentlich aber auf die bekannten Arbeiten
Billroth's und Böttcher's hinzuweisen. Henle[1]) hat

---

1) Zeitschrift für rationelle Medicin. 3. Reihe 8. Band S. 201.

ebenfalls die Ansicht geäussert, dass in den Lymphfol-
likeln die Fäden des Retikulum als Bindegewebe, als
Reste der zu Gunsten der eingeschlossenen Elemente
geschrumpften Grundsubstanz aufzufassen wären. Auch
in vielen Neoplasmen lässt sich bekanntlich ein dem
Retikulum ähnliches Netz durch Pinseln herstellen —
ein Umstand, welcher jener Auffassung gewiss ebenfalls
günstig ist.

Erklärung der Abbildungen.

Tafel I.

Fig. 1. Silberpräparat der Muscularis des Froschdarmes. Die feinen, sich kreuzenden Striche gehören den beiden Muskelschichten an, zwischen letzteren liegen sowohl die Lymphgefässe *L*, wie die Blutgefässe *B*. In den Blutkapillaren sieht man hier und da noch Reste von Blutkörperchen angedeutet. Vergr. 80.

Fig. 2. Silberpräparat der obersten Schicht des Centrum tendineum diaphragm. (Thoraxfläche) vom Meerschweinchen. *L* Lymphgefässe, *S* Saftkanälchen. Vergr. 80.

Tafel II.

Fig. 1. Eine ähnliche Stelle wie Fig. 2 Taf. I. *L* Lymphgefässe, *S* Saftkanälchen, *e* Gränzlinien der Epithelzellen der Lymphgefässe, *E* Gränzlinien der restirenden Epithelien der Serosa. Am linken Rande verwischt sich die Silberwirkung. Vergr. 3ĵ0.

Fig. 2. Eine ähnliche Stelle von demselben Zwerchfell wie in Fig. 1., sie zeigt die Entstehung der kolbenförmigen Lymphgefässanfänge *a* aus den Saftkanälchen *S*. Das obere Lymphgefäss liegt besonders in der rechten Hälfte der Zeichnung in der Tiefe und wird daher hier von dem Saftkanalsystem theilweise bedeckt. Vergr. 250.

Tafel III.

Fig. 1. Randtheil der Schwimmhaut des Frosches, deren Lymphgefässe mit frisch gefälltem Berliner Blau gefüllt sind. Vergr. 30.

Fig. 2. Darmzotten vom Kaninchen, das centrale Chylusgefäss vollständig, die Saftkanälchen theilweise mit der Injektionsmasse (Leinöl mit Bleiweissfarbe) gefüllt. Vergr. 300.

Tafel IV.

Fig. 1. Lymphgefässe der Froschharnblase, mit Leinöl und Bleiweiss injicirt. Die Zwischenräume zwischen je zwei Lymphgefässen werden von Blutgefässen eingenommen, über sie verlaufen die Saftkanälchen S, welche zum Theil unvollständig gefüllt sind S^1; auch bei L^1, wird das Lymphgefäss nicht prall gefüllt, daher sind die einzelnen Körnchen der Injektionsmasse sichtbar. Vergr. 120.

Fig. 2. Dasselbe Präparat wie Fig. 1. Vollständige Füllung des Lymphgefässes L und der Saftkanälchen S. Vergr. 350.

Tafel V.

Injektion der Lymphgefässe des Froschmesenterium mit frisch gefälltem Berliner Blau. D die nach dem Darm, M die nach dem grossen Lymphsack gekehrte Seite. Die grossen Stämme L hüllen Blutgefässe ein, die durch sie gebildeten Segmente 1 und 2 zeigen eine grosse Verschiedenheit der feineren Lymphgefässnetze. Vergr. 60.

Tafel VI.

Injektion der Lymphgefässe L der Froschharnblase. C a ist der oberste Theil des Ausläufers, welchen der grosse Lymphsack des Blasenhalses an der vorderen, C p derjenige, welchen er an der hintern Blasenfläche emporschickt, beide durch ein Paar dicke, längs der Mittellinie verlaufende Stämme verbunden. Auch weiterhin sind die Stämme paarig, die schwarzen Lücken B zwischen ihnen sind von Blutgefässen eingenommen. An den Stellen a finden sich kleine Zacken, anscheinend beginnende Füllung der Saftkanälchen. Vergr. 12.

Buchdruckerei von Gustav Lange in Berlin, Friedrichstrasse 103.

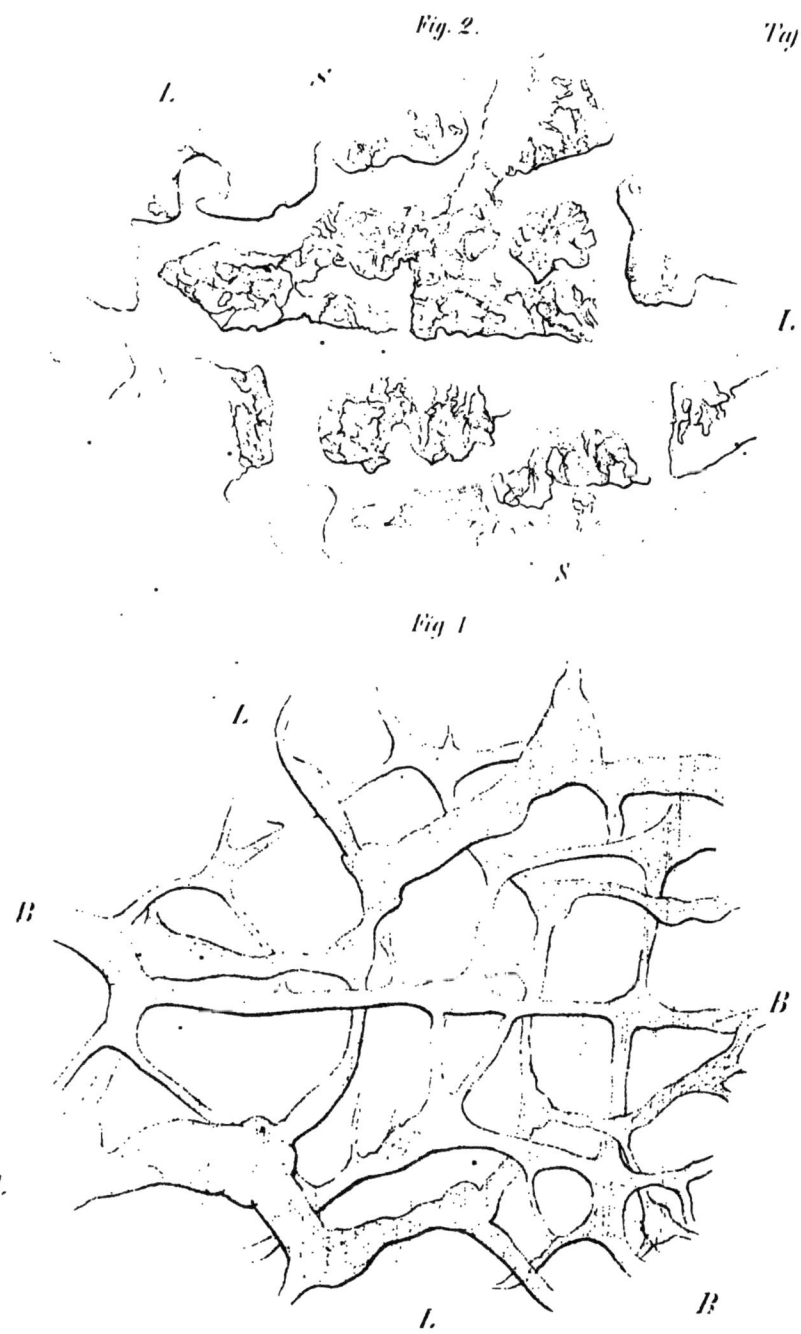

Fig. 2.

Taf

Fig. 1

Fig. 1.

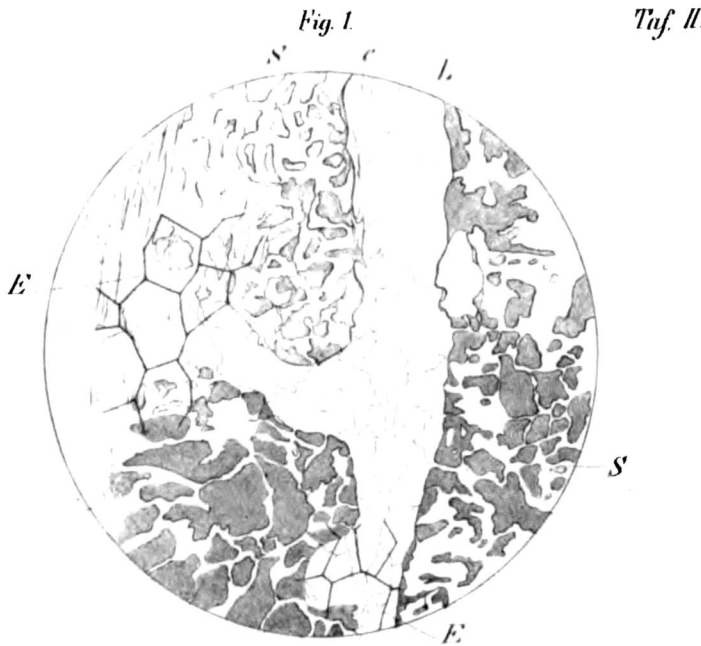

Fig. 2.

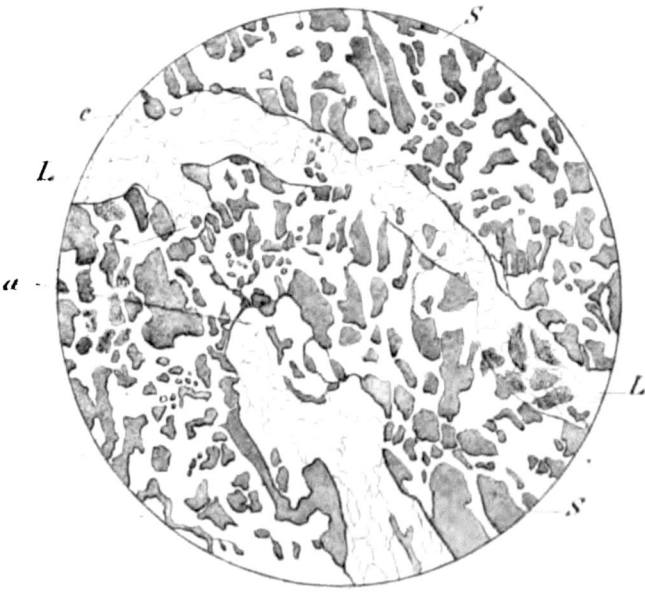

Fig. 1.

Taf. III.

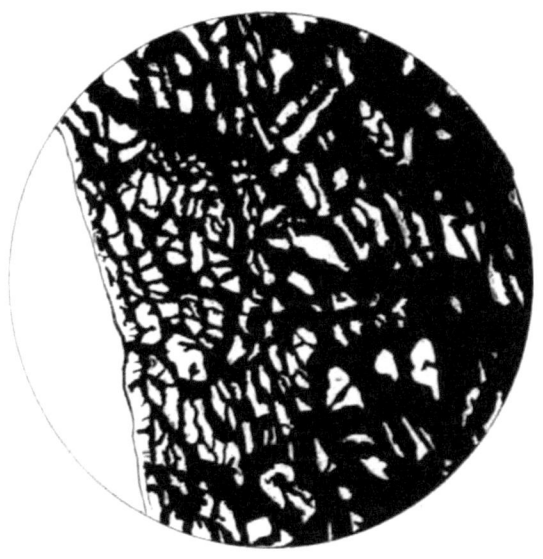

Fig. 2.

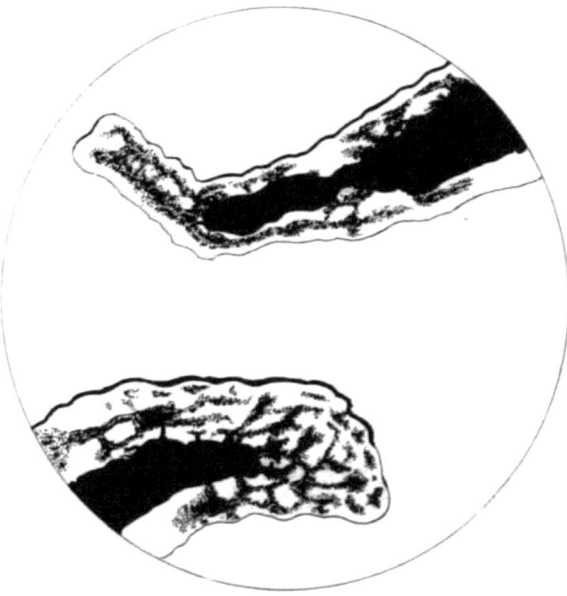

Girard med. ad nat. del.

J. Schütze lith.

Fig. 1.

Taf. IV.

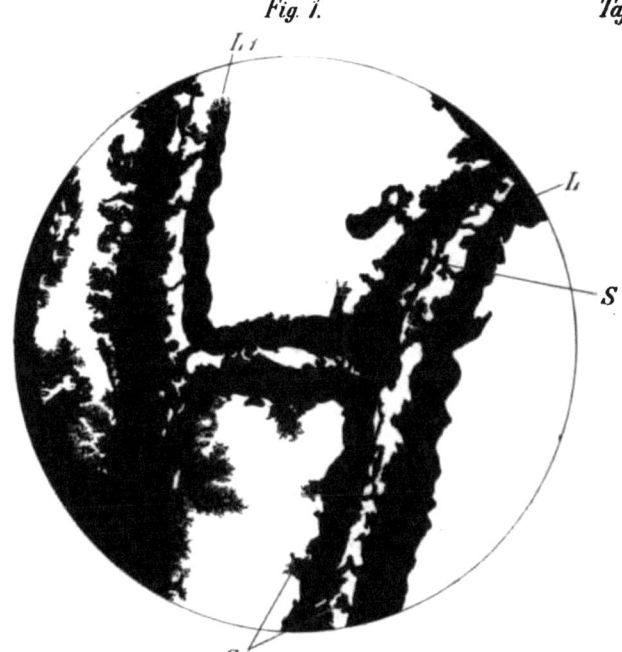

L, 1

L,

S

S,

Fig. 2.

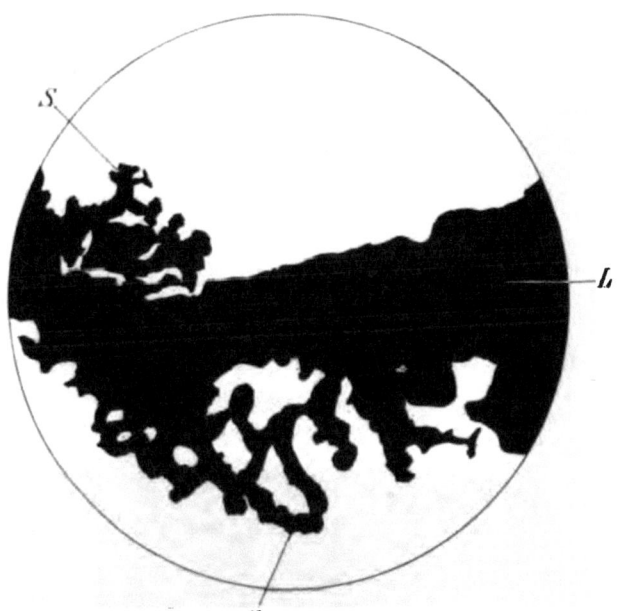

S,

L,

S,

Girard med. ad nat. del.

A. Schütze, lith.

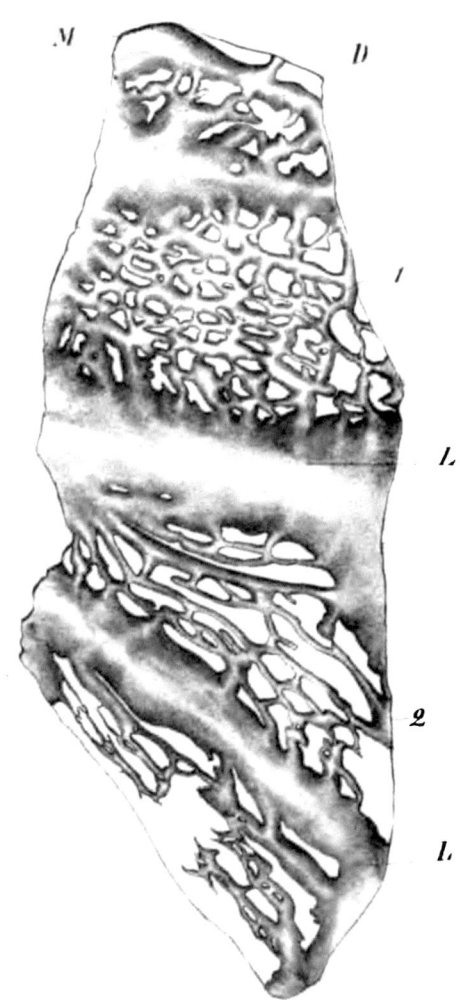

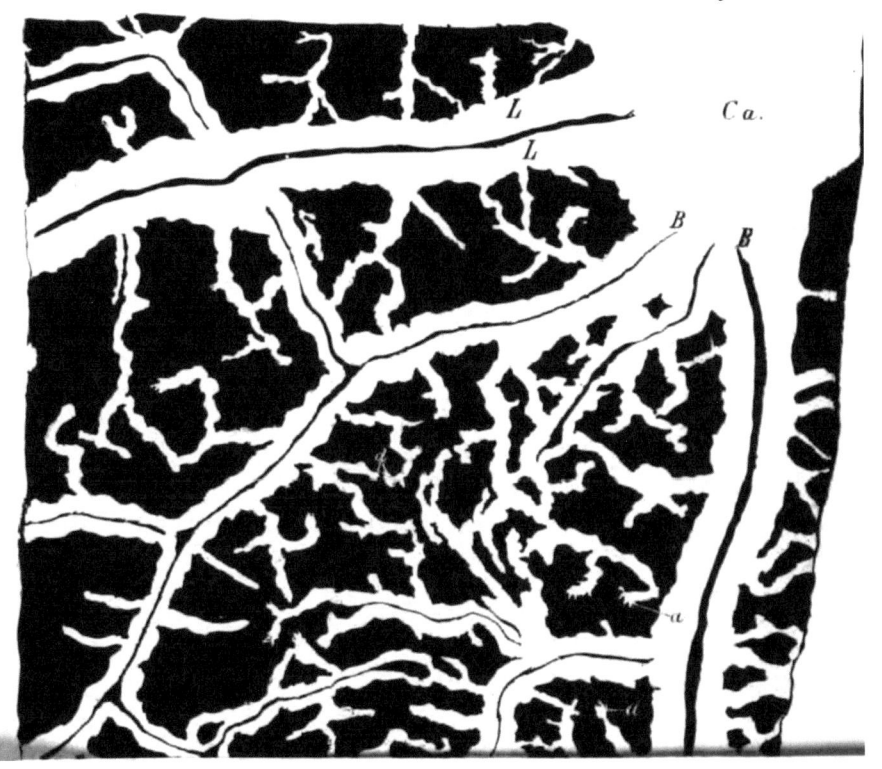